Mikroskopische Kolitis

UNI-MED

UNI-MED Verlag AG
Bremen - London - Boston

Tromm, Andreas:
Mikroskopische Kolitis/Andreas Tromm.-
4. Auflage - Bremen: UNI-MED, 2021
(UNI-MED SCIENCE)
ISBN 978-3-8374-2428-7

Printed in Europe

UNI-MED. Die beste Medizin.

In der Reihe UNI-MED SCIENCE werden aktuelle Forschungsergebnisse zur Diagnostik und Therapie wichtiger Erkrankungen "state of the art" dargestellt. Die Publikationen zeichnen sich durch höchste wissenschaftliche Kompetenz und anspruchsvolle Präsentation aus. Die Autoren sind Meinungsbildner auf ihren Fachgebieten.

Der Verlag dankt der Firma Tillotts Pharma GmbH für die Unterstützung der Produktion dieser Auflage. Der Verlag versichert, dass der Industriepartner keinerlei Einflussnahme auf den Inhalt des Buches, insbesondere auch nicht auf Therapieempfehlungen, nehmen konnte.

Vorwort und Danksagung zur 4. Auflage

Der Terminus *mikroskopische Kolitis* umfasst die Entitäten der kollagenen und lymphozytären Kolitis, die auch unter dem Syndrom der wässrigen Diarrhöen zusammengefasst werden. Diese Bezeichnung bezieht sich auf das klinische Leitsymptom beider Erkrankungen.

Nach den Erstbeschreibungen der kollagenen Kolitis 1976 ist es in den folgenden Jahrzehnten zu einer deutlichen Zunahme des Wissens gekommen. Dies schlägt sich in einem sprunghaften Anstieg der Literatur zu dieser Thematik nieder: 1988 erfolgte die erste kasuistische Beschreibung einer Duodenalbeteiligung. Nach einer Mitteilung von Lindström waren bis zum Jahr 1990 268 Fälle publiziert worden. Die skandinavische Arbeitsgruppe um Bohr berichtete 1996 von mehr als 500 publizierten Fällen in der Literatur.

In der Vergangenheit beruhten die Empfehlungen zur Therapie der mikroskopischen Kolitis im Wesentlichen auf kasuistischen Mitteilungen und der persönlichen Erfahrung. In Analogie zu den beiden chronisch entzündlichen Darmerkrankungen Colitis ulcerosa und Morbus Crohn wurden symptomatische Therapiekonzepte (z.B. Loperamid, Cholestyramin) oder antientzündliche Substanzen (z.B. Aminosalicylate, Steroide) eingesetzt.

Kontrollierte Therapiestudien, aus denen evidenzbasierte Therapieempfehlungen resultieren, liegen aktuell zu Wismut, Budesonid, Boswellia serrata, Prednisolon und Mesalazin vor.

Die Publikation neuerer Studienergebnisse und nicht zuletzt die Erstellung der ersten europäischen Leitlinie durch die *European Microscopic Colitis Group* (EMCG) hat die Neuauflage dieses Buches notwendig gemacht.

Ich bin sehr dankbar, mit Frau Professor Daniela Aust und Herrn Professor Ahmed Madisch namhafte Experten als Autoren dieses Projektes gewonnen zu haben und wünsche dem Buch eine hohe Akzeptanz bei den interessierten Lesern.

Hattingen, im Juni 2021 *Andreas Tromm*

Autoren

Prof. Dr. med. Daniela Aust
Universitätsklinikum Dresden
Institut für Pathologie
Fetscherstraße 74
01307 Dresden

Kap. 2.

Prof. Dr. med. Ahmed Madisch
Klinikum Region Hannover GmbH
Klinikum Siloah
Medizinische Klinik I
Roesebeckstr. 15
30449 Hannover

Kap. 3., 7.

Prof. Dr. med. Andreas Tromm
Klinik für Innere Medizin
Evangelisches Krankenhaus Hattingen
Akademisches Lehrkrankenhaus der Universität Duisburg-Essen
Bredenscheider Str. 54
45525 Hattingen

Kap. 1., 4., 5., 6., 7.

Ehemalige Autoren:

Prof. Dr. med. Stephan Miehlke
Magen-Darm-Zentrum
IKE - Internistische Kooperation Eppendorf
Eppendorfer Landstr. 42
20249 Hamburg

Kap. 7.

Prof. Dr. med. Dr. h.c. Manfred Stolte
Elsastr. 3
95445 Bayreuth
Institut für Pathologie
Klinikum Kulmbach
95326 Kulmbach

Kap. 2.

Inhaltsverzeichnis

Epidemiologie

1. Epidemiologie

Zur Inzidenz und Prävalenz der kollagenen und lymphozytären Kolitis liegen mehrere epidemiologische Untersuchungen aus den letzten Jahren vor. Diese Untersuchungen verdeutlichen zusammengefasst übereinstimmend die deutliche Prädominanz des weiblichen Geschlechts bei den mikroskopischen Kolitiden. Bemerkenswert ist, dass die kombinierten Inzidenzraten für die kollagene und lymphozytäre Kolitis den publizierten Inzidenzraten des Morbus Crohn entsprechen.

In Dänemark stieg die Inzidenz der mikroskopischen Kolitis zwischen 2001 und 2016 von 2,3 auf 24,3 Fälle pro 100.000 Einwohner an [1]. Im Vergleich zeigen Daten aus dem dänischen Pathologieregister zwischen 1980 und 2013 einen Anstieg der Inzidenzraten für den M. Crohn von 5,2 auf 9,1 und für die Colitis ulcerosa von 10,7 auf 18,6 pro 100.000 Einwohner [2].

Eine Metaanalyse [3] auf der Basis von 19 epidemiologischen Studien aus den Jahren 1995-2014 [4-22] fasst den aktuellen Stand zusammen. Die Inzidenzrate für die kollagene Kolitis beträgt 4,14 (95 % CI: 2,89-5,40) und für die lymphozytäre Kolitis 4,85 (95 % CI: 3,45-6,25). Die Dominanz des weiblichen Geschlechtes ist bei der kollagenen Kolitis mit 3,05 (95 % CI: 2,92-3,19) deutlicher als bei der lymphozytären Kolitis mit 1,92 (95 % CI: 1,53-2,31). Das mittlere Alter bei der Diagnosestellung betrug bei der kollagenen Kolitis 64,9 Jahre (57,02-72,78 J.) und bei der lymphozytären Kolitis 62,18 Jahre (53,99-70,38 J.). Die Metaanalyse lässt einen altersabhängigen Anstieg der Inzidenzraten erkennen. Das Auftreten einer mikroskopischen Kolitis im Kindesalter ist eine Rarität.

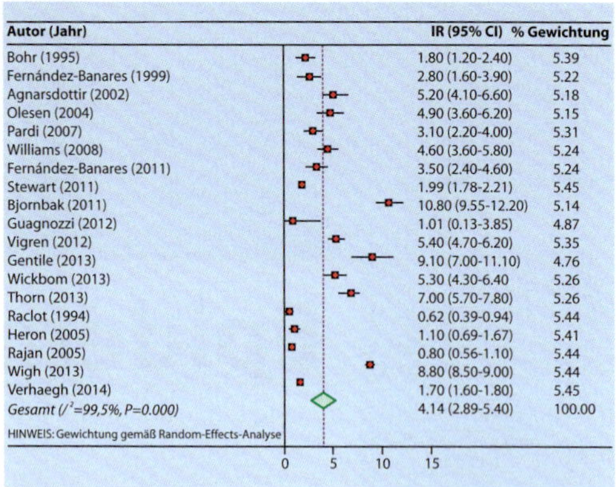

Abb. 1.1: Gepoolte Inzidenzrate der kollagenen Kolitis (modifiziert nach [3]).

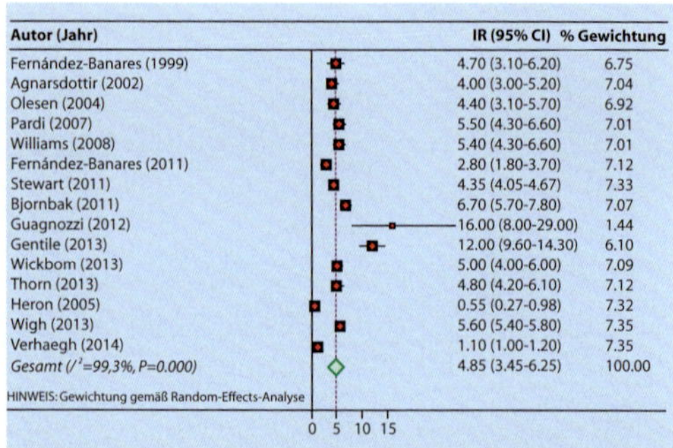

Abb. 1.2: Gepoolte Inzidenzrate der lymphozytären Kolitis (modifiziert nach [3]).

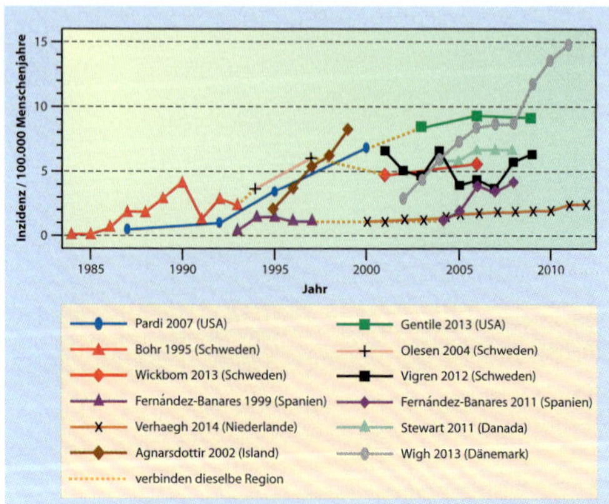

Abb. 1.3: Zeitliche Entwicklung der Inzidenzrate der kollagenen Kolitis (modifiziert nach [3]).

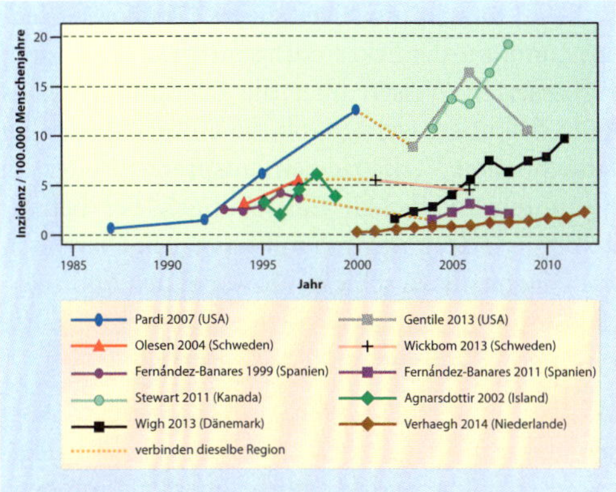

Abb. 1.4: Zeitliche Entwicklung der Inzidenzrate der lymphozytären Kolitis (modifiziert nach [3]).

In einer aktuellen französischen Studie betrug die jährliche Inzidenzrate $7,9/10^5$ Einwohner für die mikroskopischen Kolitiden insgesamt: $5,3/10^5$ für die kollagene Kolitis und $2,6/10^5$ für die lymphozytäre Kolitis [23].

Die berichteten Inzidenzraten der kollagenen und lymphozytären Kolitis für Europa und USA unterscheiden sich nicht [9, 24]. In Europa wurden vergleichsweise mehr Untersuchungen in Nordeuropa als in Südeuropa durchgeführt.

1.1. Längsschnittanalysen

Der Vergleich von Daten aus Örebro/Schweden von 1984-1993 mit Daten von 1993-1998 lässt eine Zunahme von 1,8 auf 4,8/100.000 erkennen [7]. In Übereinstimmung hiermit zeigt eine Analyse der Mayo-Klinik im Olmsted-County [8] eine kontinuierliche Zunahme der Inzidenzraten beim Vergleich der Jahre 1985-1989, 1990-1993, 1994-1997 bzw. 1998-2001 (☞ Abb. 1.5).

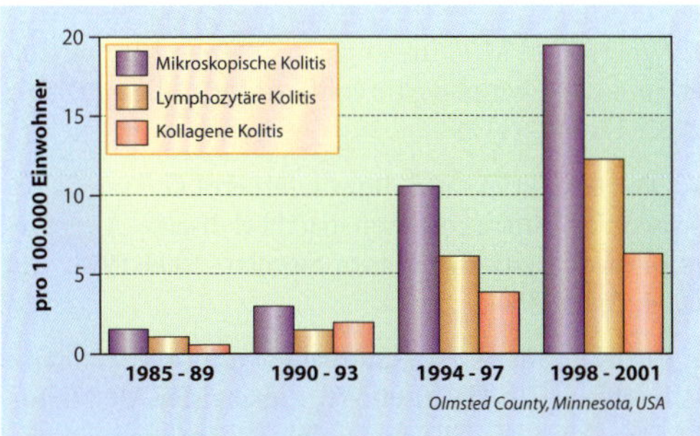

Abb. 1.5: Übersicht: Epidemiologie der lymphozytären und kollagenen Kolitis (modifiziert nach [8]).

Entsprechend den Daten zur kollagenen Kolitis verdeutlicht die Untersuchung von Pardi et al. [8] auch eine deutliche Zunahme der Inzidenz der lymphozytären Kolitis im Olmsted-County beim Vergleich der Jahre 1985-1989, 1990-1993, 1994-1997 bzw. 1998-2001.

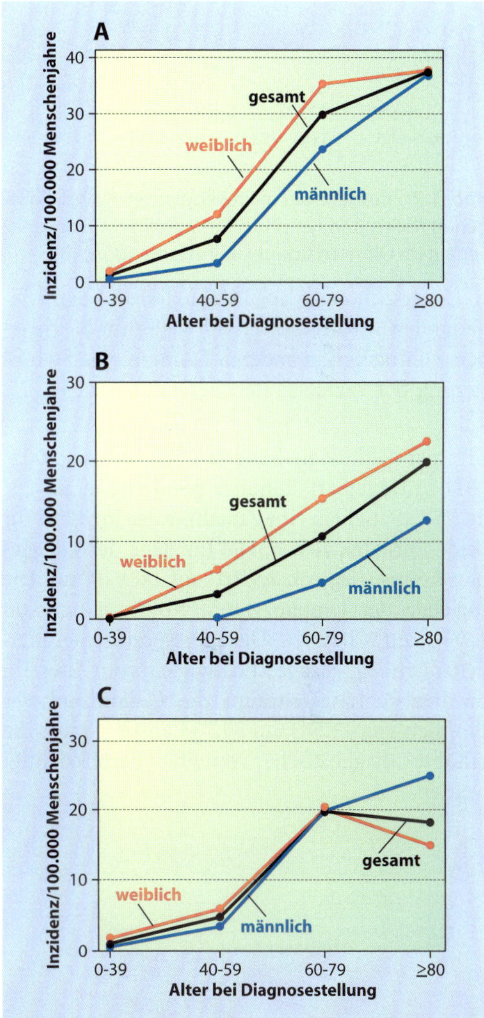

Abb. 1.6: **A:** Alters- und geschlechtsspezifische Inzidenz der mikroskopischen Kolitis zum Zeitpunkt der Diagnosestellung. **B:** Alters- und geschlechtsspezifische Inzidenz der kollagenen Kolitis zum Zeitpunkt der Diagnosestellung. **C:** Alters- und geschlechtsspezifische Inzidenz der lymphozytären Kolitis zum Zeitpunkt der Diagnosestellung [8].

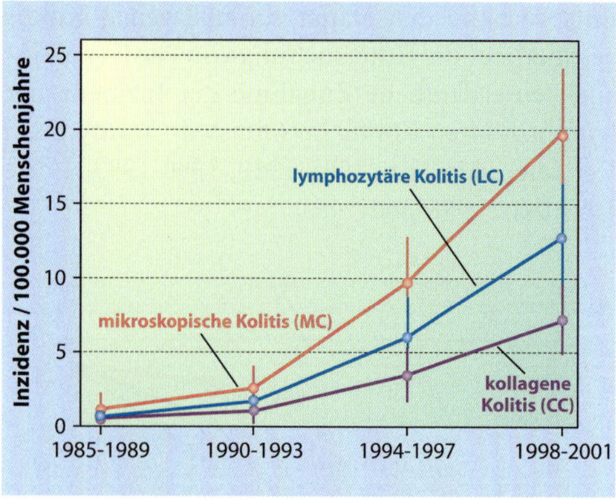

Abb. 1.7: Inzidenz der mikroskopischen Kolitis, kollagenen Kolitis und lymphozytären Kolitis im Langzeitverlauf im Olmsted County, Minnesota (USA) [8].

In Untersuchungen aus Dänemark und den Niederlanden wird dieser Trend weiterhin beschrieben wohingegen in anderen Ländern eine Stabilisierung der Inzidenzraten berichtet wird [3, 15, 17].

In einer Pathologie-basierten Studie von 2002-2011 in Dänemark konnten Bonderup et al. [25] bei 7777 Patienten eine Zunahme der Inzidenz für beide Entitäten zeigen: Die Inzidenz der kollagenen Kolitis stieg von $2{,}9/10^5$ auf $14{,}9/10^5$ an. Die Inzidenz der lymphozytären Kolitis nahm von $1{,}7/10^5$ auf $9{,}8/10^5$ zu. Die altersspezifischen Inzidenzraten zeigten eine Abhängigkeit vom Alter. Da im Beobachtungszeitraum die Gesamtzahl der Biopsien von 21.583 auf 39.733 anstieg, muss die erhöhte diagnostische Aktivität berücksichtigt werden.

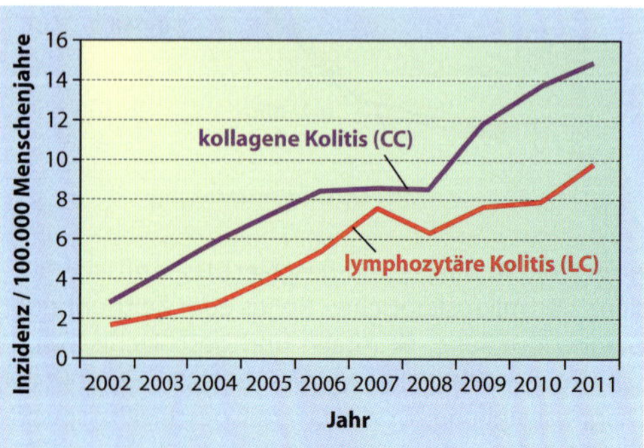

Abb. 1.8: Steigende Inzidenzraten für die mikroskopischen Kolitiden in Dänemark (modifiziert nach [25]).

Es bleibt unklar, inwieweit dieser Trend einer realen Zunahme der Erkrankung entspricht oder dem verbesserten Wissen über die Erkrankungen. Es kann diskutiert werden, ob die Unterschiede den tatsächlichen Verhältnissen entsprechen oder ob die unterschiedlichen Einstellungen der behandelnden Ärzte, Patienten mit wässrigen Diarrhöen zur Diagnostik zu schicken bzw. bei den Endoskopien multiple Stufenbiopsien zu entnehmen, die resultierenden Ergebnisse beeinflussen.

Weitere Untersuchungen müssen zudem Aufschluss darüber geben, welchen Einfluss Medikamente (nicht-steroidale Antirheumatika, Protonenpumpenhemmer, Serotonin-Reuptake-Hemmer) in der Pathogenese der Erkrankungen haben und ggfs. Inzidenzraten beeinflussen.

Literatur

1. Lophaven SN, Lynge E, Burisch J. The incidence of inflammatory bowel disease in Denmark 1980–2013: a nationwide cohort study. Aliment PharmacolTher 2017; 45: 961-972

2. Weimers P, Ankersen DV, Lophaven S, Bonderup OK, Münch A, Løkkegaard ECL, et al. Incidence and prevalence of microscopic colitis between 2001 and 2016: A Danish nationwide cohort study. J Crohns Colitis 2020; Jun 5;jjaa108. doi: 10.1093/ecco-jcc/jjaa108. Online ahead of print.

3. Tong J, Zheng Q, Zhang C, Lo R, Shen J, Ran Z. Incidence, prevalence, and temporal trends of microscopic colitis: a systematic review and metaanalysis. Am J Gastroenterol 2015; 110: 265-267

4. Bohr J, Tysk C, Eriksson S et al. Collagenous colitis in Örebro, Sweden, an epidemiological study 1984-1993. Gut 1995; 37: 394-397

5. Fernández-Banares F, Salas A, Forné M, Esteve M, Espinós J, Viver JM. Incidence of collagenous and lymphocytic colitis - A 5-year population-based study. Am J Gastroenterol 1999;94:418-423

6. Agnarsdottir M, Gunnlaugsson O, Orvar KB et al. Collagenous and lymphocytic colitis in Iceland. Dig Dis Sci 2002; 47: 1122-1128

7. Olesen M, Erickson S, Bohr J, Järnerot G, Tysk C. Microscopic colitis: a common diarrheal disease. An epidemiological study in Örebro, Sweden, 1993-1998. Gut 2004;53:364-350

8. Pardi DS, Smyrk TC, Kammer P, Loftus EV, Tremaine WJ, Schleck CD, Harmsen WS, Zinsmeister AR, Melton LJ, Dandborn WJ. The epidemiology of microscopic colitis: a population based study in Olmsted County, MN. Gut 2007;56:504-550

9. Williams JJ, Kaplan GG, Makhija S, et al. Microscopic colitis defining incidence rates and risk factors: a population-based study. Clin Gastroenterol Hepatol 2008;6:35-40

10. Fernandez-Banares F, Salas A, Esteve M et al. Evolution of the incidence of collagenous colitis and lymphocytic colitis in Terrassa, Spain: a populationbased study. Inflamm Bowel Dis 2011; 17: 1015-1020

11 Stewart M, Andrews CN, Urbanski S, et al. The association of coeliac disease and microscopic colitis: a large population-based study. Aliment Pharmacol Ther 2011; 33: 1340-1349

12. Bjornbak C, Engel PJ, Nielsen PL, et al. Microscopic colitis: clinical findings, topography and persistence of histopathological subgroups. Aliment Pharmacol Ther 2011; 34: 1225-1234

13. Guagnozzi D, Lucendo AJ, Angueira-Lapena T, et al. Prevalence and incidence of microscopic colitis in patients with diarrhoea of unknown aetiology in a region in central Spain. Dig Liver Dis 2012; 44: 384-388

14. Vigren L, Olesen M, Benoni C, et al. An epidemiological study of collagenous colitis in southern Sweden from 2001-2010. World J Gastroenterol 2012; 18: 2821-2826

15. Wickbom A, Bohr J, Eriksson S, Udumyan R, Nyhlin N, Tysk C. Stable incidence of collagenous colitis and lymphocytic colitis in Orebro, Sweden, 1999–2008: a continuous epidemiologic study. Inflamm Bowel Dis 2013; 19: 2387–2393

16. Thorn M, Sjoberg D, Ekbom A, Holmstrom T, Larsson M, Nielsen AL, et al. Microscopic colitis in Uppsala health region, a populationbased prospective study 2005–2009. Scand J Gastroenterol 2013; 48: 825–830

17. Gentile NM, Khanna S, Loftus EV Jr, et al. The epidemiology of microscopic colitis in olmsted county from 2002 to 2010: a population-based study. ClinGastroenterolHepatol 2014; 12: 838-842

18. Raclot G, Queneau PE, Ottignon Y et al. Incidence of collagenous colitis. A retrospective study in the east of France. Gastoenterology 1994, 106: A23

19. Heron T, Walsh S, Mowat C. Microscopic colitis in tayside: clinical features, associations, and behaviour. Gut 2005; 54: A84–A84

20. Rajan JN, Noble C, Anderson C et al. The epidemiology and clinical features of collagenous colitis in Lothian. Gut 2005; 54: A99–A100

21. Wigh T, Fenger-Gron M, Nielsen GL, et al. Epidemiology of microscopic colitis – a 10-year nationwide Danish Cohort Study. Gastroenterology 2013; 144: S645–S645

22. Verhaegh BP, Jonkers DM, Driessen A, Zeegers MP, Kezthelyi D, Masclee AA, et al. Incidence of microscopic colitis in the Netherlands. A nationwide population-based study from 2000 to 2012. Digestive and liver disease. 2015; 47: 30-36

23. Fumery M, Kohut M, Gower-Rousseau C, Duhamel A, Brazier F, Thelu F, et al. Incidence, clinical presentation, and associated factors of microscopic colitis in Northern France: a population-based study. Dig Dis Sci 2017; 62: 1571-1579

24. Pardi DS, Kelly CP. Microscopic colitis. Gastroenterology 2011;140:1155–1165

25. Bonderup OK, Wigh T, Nielsen GL, Pedersen L, Fenger-Gron M. The epidemiology of microscopic colitis: a 10-year pathology-based nationwide Danish cohort study. Scand J Gastroenterol 2015; 50: 393-398

Pathologie

2. Pathologie

2.1. Begriffsdefinition

Unter dem Begriff "mikroskopische Kolitis" werden Erkrankungen zusammengefasst, die durch das Leitsymptom der nicht blutigen Diarrhoe und einen weitgehend unauffälligen endoskopischen Befund gekennzeichnet sind und deren Diagnose nur mikroskopisch möglich ist [31, 28].

Durch die Qualitätsverbesserung der Endoskopie werden inzwischen zwar durchaus makroskopische Veränderungen wie z.B. Schleimhautrötung oder Ödem bei "mikroskopischer" Kolitis beschrieben, die jedoch weitgehend uncharakteristisch erscheinen. Somit kann auch weiterhin die Diagnose einer mikroskopischen Kolitis nur mit dem Mikroskop gestellt werden.

Die beiden Hauptformen der "mikroskopischen" Kolitis sind die

- Kollagene Kolitis und
- Lymphozytäre Kolitis

Zusätzlich gibt es Sonderformen der lymphozytären und kollagenen Kolitis mit Riesenzellen [27], die sog. kryptale lymphozytäre Kolitis [17, 44], die pseudomembranöse kollagene Kolitis [53] sowie die inkompletten Formen der lymphozytären und kollagenen Kolitis [17, 25, 30, 31, 43].

2.2. Pathogenese

Die Pathogenese der Erkrankung ist nach wie vor unklar und wird als multifaktoriell angenommen; eine abnorme Immunantwort (z.B. auf luminale Antigene), eine verminderte Barrierefunktion und die Dysfunktion der Myofibrobasten (inbesondere bei der kollagenen Kolitis) werden als Faktoren diskutiert. Rauchen gilt als wesentlicher Risikofaktor [50, 52].

Die Einnahme verschiedener Medikamente wie z.B. nicht-steroidaler Antiphlogistika (NSAR) oder Protonenpumpenhemmer (PPI) wird mit der Entwicklung einer mikroskopischen Kolitis immer wieder in Zusammenhang gebracht [11, 22, 34, 35]. Vergleicht man allerdings die hohe Zahl von Patienten, die NSAR oder PPI einnehmen, mit der sehr geringen Zahl von Patienten mit mikroskopischer Kolitis, ist ein ursächlicher Zusammenhang eher weniger wahrscheinlich. Vielmehr könnte es sich in diesen Fällen um die Manifestation einer Überempfindlichkeit gegenüber NSAR oder PPI handeln [12].

Die "mikroskopische Kolitis" wurde 2013 zum ersten Mal im Europäischen Konsensus für die Diagnostik chronisch-entzündlicher Darmerkrankungen aufgenommen, der gemeinsam von der *Europäischen Gesellschaft für Pathologie* (ESP) und der *Europäischen Crohn und Colitis Organisation* (ECCO) herausgegeben wurde [28]. Im Jahr 2020 wurden die ersten Europäischen Leitlinien zur Diagnostik und Therapie der mikroskopischen Kolitis von der UEG (*United European Gastroenterology*) und der *European Microscopic Colitis Group* (EMCG) herausgegeben [31]. Beide Leitlinien sehen den Stellenwert dieser Erkrankung im Kontext der chronisch-rezidivierenden Kolitiden, auch wenn ein wesentliches histologisches Merkmal der Chronizität, nämlich die Schleimhautarchitekturstörungen, in aller Regel fehlt.

2.3. Kollagene Kolitis

Die histologischen Charakteristika der kollagenen Kolitis (☞ Abb. 2.2) sind:

- Verbreiterung des subepithelialen Kollagenfaserbandes >10 µm mit eingeschlossenen Lymphozyten und Granulozyten sowie eingeschlossenen Kapillaren (v.a. rechtskolisch)
- deutliche degenerative Veränderungen des Oberflächenepithels (Abflachung, Vakuolisierung und Abhebung von der Basalmembran)
- vermehrte intraepitheliale Lymphozyten
- vermehrtes, homogenes lymphoplasmazelluläres Infiltrat in der L. propria
- ggf. fokale Kryptitis
- keine oder kaum Architekturstörungen.

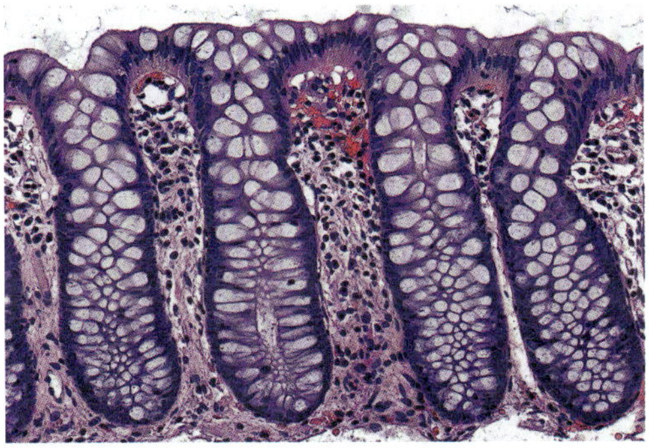

Abb. 2.1: HE-Färbung normaler Dickdarmschleimhaut mit regelhaften Krypten, die wie Reagenzgläser nebeneinander stehen, ohne vermehrte intraepitheliale Lymphozyten, ohne vermehrtes subepitheliales Kollagen und mit regelhaftem lymphoplasmazellulären Zellbesatz der L. propria.

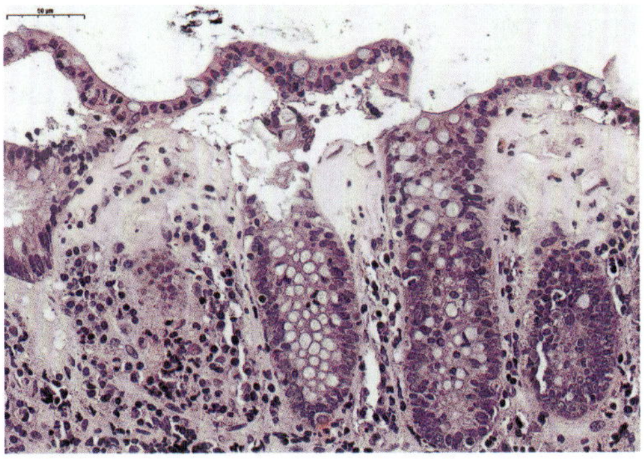

a

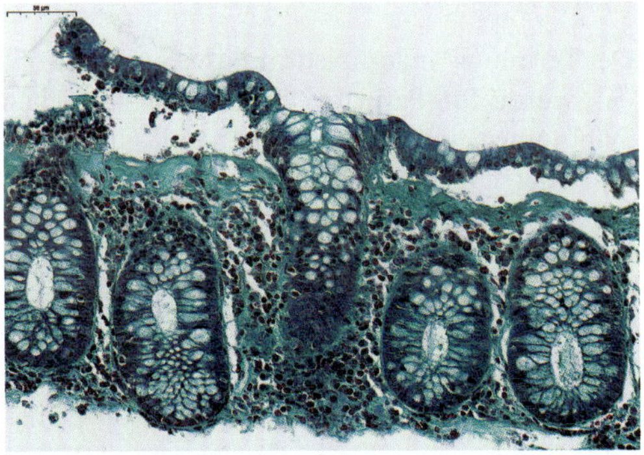

b

Abb. 2.2a+b: Kollagene Kolitis mit deutlich verbreiterter subepithelialer Kollagenfasertafel mit eingeschlossenen kernhaltigen Blutzellen und eingeschlossenen Kapillaren. Das Oberflächenepithel teils abgeflacht und von der Basalmembran abgehoben (**a**: HE-, b: Goldner-Färbung).

Die vermehrte Ablagerung von Kollagen ist offenbar nicht auf eine vermehrte Kollagenfaserbildung sondern auf eine verminderte Fibrinolyse, bedingt durch die verminderte Aktivität der Matrix-Metalloproteinase 1 in den Makrophagen der L. propria zurück zu führen [18]. Es handelt sich um Tenascin, welches immunhistologisch dargestellt werden kann [1].

Es gibt keinen direkten Zusammenhang zwischen der Dicke des subepithelialen Kollagenfaserbandes und der klinischen Symptomatik, häufig ist das Kollagenfaserband deutlich dicker als die geforderten 10 µm [28].

Eine Verbreiterung der subepithelialen Kollagenfasertafel kann durch tangentiale Schnittführung vorgetäuscht werden, auch in hyperplastischen Polypen wird eine Verbreiterung der subepithelialen Kollagenfaserschicht berichtet, allerdings fehlen dann die anderen wichtigen Charakteristika wie z. B. die regressiven Veränderungen des Oberflächenepithels. Deshalb sollte die Diagnose nicht allein auf der Dicke der Kollagenfasertafel fußen, sondern auch die anderen Charakteristika der kollagenen Kolitis mitberücksichtigen [45].

Die histologischen Charakteristika der kollagenen Kolitis können im Rektum und im Colon sigmoideum fehlen, daher sollte immer eine komplette Koloskopie angestrebt werden [7, 17, 31, 37, 49].

In Einzelfällen können auch andere Abschnitte des Gastrointestinaltrakts mitbeteiligt sein; so wird eine kollagene Duodenitis, eine kollagene Ileitis und eine kollagene Gastritis in großen Serien beschrieben [21, 24, 29, 33, 47, 48].

Eine Bindegewebsfärbung (Goldner, Masson-Trichrome, van Gieson) kann zur Bestätigung und Illustration der Diagnose dienen [17].

2.4. Lymphozytäre Kolitis

Die histologischen Charakteristika der lymphozytären Kolitis (☞ Abb. 2.3a-c) sind:

- vermehrte intraepitheliale Lymphozyten (>20 IEL/ 100 Epithelien)
- geringgradige degenerative Veränderungen des Oberflächenepithels (Abflachung, Vakuolisierung, Muzindepletion)
- homogen vermehrtes lymphoplasmazelluläres Infiltrat in der L. propria
- ggf. fokale Kryptitis

- keine oder kaum Architekturstörungen

Bei den intraepithelialen Lymphozyten (IEL) handelt es sich um CD3-/CD8-positive T-Lymphozyten (ähnlich wie bei der Zöliakie). Die Zytokine Interferon-γ, Interleukin 15 und TNF-α werden in Biopsaten mit lymphozytärer Kolitis erhöht nachgewiesen, wobei eine Korrelation zwischen der Interferon-γ-Konzentration und der Schwere der Diarrhoe nachweisbar war [32].

In aller Regel ist die Anzahl der IEL so hoch, dass die Diagnose im Kontext der anderen Veränderungen auch ohne IEL-Zählung gestellt werden kann. In Grenzfällen kann eine immunhistologische Reaktion zum Nachweis von CD3-positiven T-Lymphozyten zur Klärung herangezogen werden. Das Domepithel über intramukösen Lymphfollikeln ist bei der Diagnosestellung auszusparen, da hier häufig vermehrte IEL vorkommen.

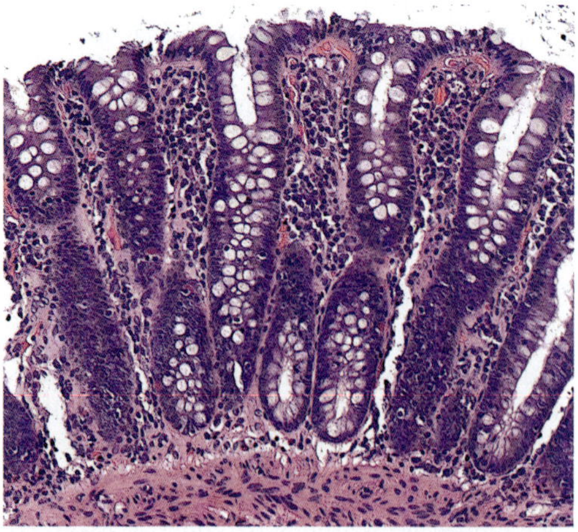

a

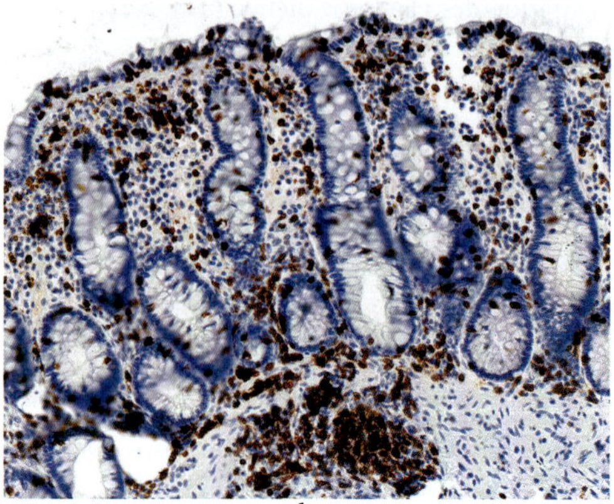

b

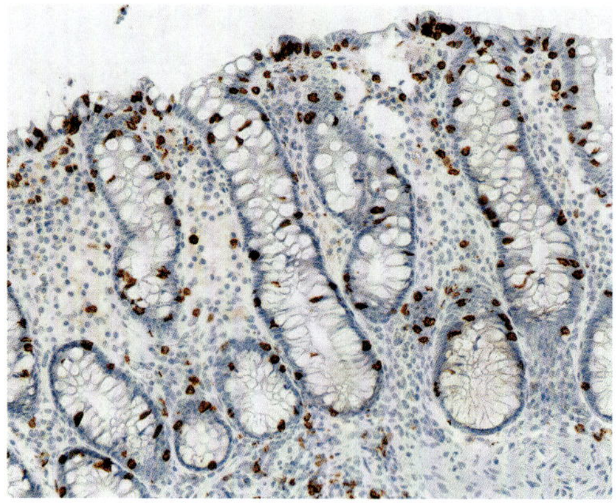

c

Abb. 2.3a-c: Lymphozytäre Kolitis mit deutlich vermehrten intraepithelialen Lymphozyten und deutlich vermehrtem lymphoplasmazellulären Zellbesatz in der L. propria, mit allenfalls minimalen regressiven Veränderungen des Oberflächenepithels (**a**: HE-Färbung, **b**: CD3, **c**: CD8).

Es besteht eine Assoziation zwischen Zöliakie und lymphozytärer Kolitis. In verschiedenen Studien liegt der Anteil der Patienten mit lymphozytärer Kolitis *und* Zöliakie zwischen 6 und 27 % [4, 10, 23, 38, 39, 40]. Unklar bleibt dabei, ob es sich um die Assoziation zweier (autoimmuner) Erkrankungen handelt oder ob die intraepitheliale Lymphozytose im Kolorektum Ausdruck der Zöliakie ist.

2.5. Inkomplette und Sonderformen der mikroskopischen Kolitis

Der Terminus "inkomplette mikroskopische Kolitis" wurde für Patienten mit klaren klinischen Symptomen einer mikroskopischen Kolitis eingeführt, deren Histomorphologie aber nicht alle Kriterien für die Diagnose einer lymphozytären oder kollagenen Kolitis erfüllt. So zeigt die inkomplette lymphozytäre Kolitis eine vermehrte Anzahl von IEL, erreicht aber nicht den Grenzwert von 20 IEL/100 Epithelien, die inkomplette kollagene Kolitis zeigt eine verbreiterte subepitheliale Kollagenfasertafel, die aber nicht den Grenzwert von 10 μm erreicht. Bei beiden Formen der inkompletten mikroskopischen Kolitis zeigt sich ein zumindest gering vermehrtes lymphoplasmazelluläres Infiltrat in der L. propria. Die histomorphologischen Kriterien für die Diagnose einer "inkompletten" lymphozytären oder kollagenen Kolitis nach den Europäischen Leitlinien sind in Tabelle 2.1 wiedergegeben [31]. Hierbei handelt es sich jedoch um eine Empfehlung, deren Validität noch in Studien überprüft werden muss. Die Diagnose einer inkompletten mikroskopischen Kolitis sollte daher nur im Kontext der klinischen Symptomatik gestellt werden.

Inkomplette Formen der mikroskopischen Kolitis
Inkomplette lymphozytäre Kolitis
• >10 und <20 IEL*/100 Epithelien • ↑ lymphoplasmazelluläres Infiltrat in der Lamina propria
Inkomplette kollagene Kolitis
• >5 und <10 µm subepitheliales Kollagenfaserband • lymphoplasmazelluläres Infiltrat in der Lamina propria
Sonderformen der mikroskopischen Kolitis
• Kryptale lymphozytäre Kolitis • Lymphozytäre Kolitis mit Riesenzellen • Kollagene Kolitis mit Riesenzellen • Pseudomembranöse kollagene Kolitis

Tab. 2.1: Inkomplette und Sonderformen der lymphozytären und kollagenen Kolitis nach [25].
* IEL = intraepitheliale Lymphozyten

Neben den inkompletten Formen der mikroskopischen Kolitis werden in der Literatur auch seltene Sonderformen der lymphozytären und kollagenen Kolitis berichtet. So beschrieben Rubio et al. zwei Fälle mit wässriger Diarrhoe und Lymphozytose des Kryptenepithels, nicht aber des Oberflächenepithels, und prägten dafür den Namen "kryptale lymphozytäre Kolitis" [45].

Riesenzellen können sehr selten sowohl bei lymphozytärer als auch bei kollagener Kolitis vorkommen. Hierbei handelt es sich um CD68-positive Makrophagen, die offenbar aus fusionierenden Makrophagen der subepithelialen L. propria entstehen. Klinische Relevanz haben diese Riesenzellen nicht [5, 27, 46].

Die pseudomembranöse kollagene Kolitis stellt eine weitere sehr seltene Sonderform der kollagenen Kolitis dar, die in Einzelfällen beschrieben wurde [6, 53]. Chang [9] sieht diese Sonderform als Beweis für eine Assoziation zwischen Toxinen bzw. ischämischen Veränderungen im Sinne eines akuten Mukosaschadens und der kollagenen Kolitis, während Villanacci [51] einen Fall mit Cholestyramin-Kristallen an der Oberfläche als Hinweis auf eine medikamentös-toxische Genese der kollagenen Kolitis interpretiert.

Insgesamt handelt es sich bei diesen (sehr seltenen) Sonderformen nicht um eigenständige Entitäten, sondern lediglich um Spielarten der lymphozytären oder kollagenen Kolitis.

2.6. Differenzialdiagnosen und Beziehung zu klassischen chronisch-entzündlichen Darmerkrankungen

Die Liste der Differenzialdiagnosen für mikroskopische Kolitiden beinhaltet v.a. die infektiöse, speziell die abklingende infektiöse Kolitis, das Reizdarmsyndrom und medikamentös-toxische Veränderungen. Manchmal zeigen aber auch ischämische und radiogene Veränderungen oder eine Amyloidose histologische Veränderungen, die an eine kollagene Kolitis erinnern [14, 28]. Tabelle 2.2 zeigt die unterschiedliche Ausprägung einzelner histologischer Charakteristika in den verschiedenen Differenzialdiagnosen [3, 26, 41].

> In der Differenzialdiagnose zu den klassischen chronisch-entzündlichen Darmerkrankungen kommt der Abwesenheit von Kryptenarchitekturstörungen in der mikroskopischen Kolitis eine wesentliche Bedeutung zu.

Eine granulozytäre Aktivität in der L. propria oder auch in den Krypten schließt jedoch die Diagnose einer lymphozytären oder kollagenen Kolitis nicht aus. Die Vermehrung des lymphoplasmazellulären Zellbesatzes in der L. propria mit Verlust des Plasmazellgradienten ist umgekehrt oft ein frühes Zeichen für eine chronisch-entzündliche Darmerkrankung, bei der Schleimhautarchitekturstörungen noch fehlen. Abbildung 2.4 zeigt einen vereinfachten Entscheidungsbaum für die Differenzialdiagnose der verschiedenen Erkrankungen mit vermehrtem lymphoplasmazellulären Infiltrat in der L. propria.

In der Literatur werden einzelne Fälle mit Übergängen zwischen mikroskopischer Kolitis und einer klassischen chronisch-entzündlichen Darmerkrankung berichtet [2, 8, 13, 19, 20, 36]. Insbesondere besteht offenbar eine engere Beziehung zwischen lymphozytärer Kolitis und Colitis ulcerosa. Jegadeesan et al. postulieren sogar, dass lymphozytäre Kolitis und Colitis ulcerosa zwei Enden desselben Krankheitsspektrums darstellen [20]. Hiergegen sprechen allerdings die deutlich unterschiedlichen Symptome und das differente Erkrankungsalter in den beiden Entitäten.

2.7. Für die Praxis (mit Ausblick)

Sämtliche Formen der mikroskopischen Kolitis lassen sich an orthograd orientierten HE-Schnittstufen diagnostizieren. Sonderfärbungen und Immunhistologie sind adjunkte Methoden, die zur Diagnosesicherung eingesetzt werden können [25]. Die typischen Veränderungen sind allerdings – insbesondere bei der kollagenen Kolitis und ihren Sonderformen – in den verschiedenen Dickdarmabschnitten unterschiedlich stark ausge-

Befund	Lymphozytäre Kolitis	Kollagene Kolitis	Klassische CED	Infektiöse Kolitis	Ischämie	Abführmaßnahmen	"Domepithel" über Lymphfollikeln
Intraepitheliale Lymphozyten	+++	+++	(+)	0	0	0	+++
Monozelluläres Infiltrat in Lamina propria mucosae	++	++	+++	±	±	0	+++
Neutrophile an der Oberfläche	0	0	++	++	++	±	0
Apoptosen in den Krypten	0	0	+	+	+	+	0
Neutrophile in Lamina propria mucosae	±	±	++	++	+	+a	0
Kryptitis/Kryptenabszesse	±	±	+++	++	+	0	0
Epitheldegeneration	++	+++	0	++	++	±	0
Architekturstörungen	±	±	+++	±	++	0	+
Kollagenablagerungen	0	+b	0	0	+ c	0	0

Tab. 2.2: Differenzialdiagnose der kollagenen und lymphozytären Kolitis nach [3, 26, 41]. **CED** = chronisch-entzündliche Darmerkrankungen

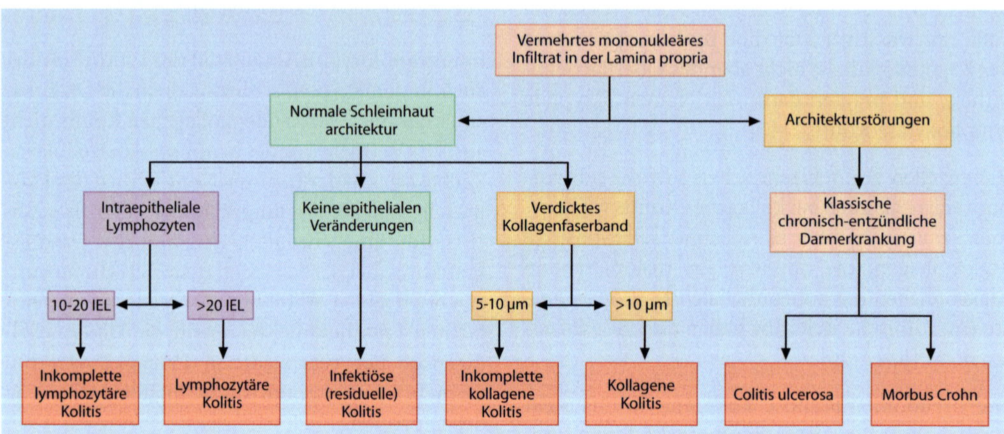

Abb. 2.4: Differenzialdiagnostik der Kolitiden mit vermehrtem lymphoplasmazellulären Zellbesatz in der L. propria. **IEL** = intraepitheliale Lymphozyten. Modifiziert nach [25].

prägt, so dass für die Etablierung der Diagnose Stufenbiopsate aus dem linken und rechten Kolon notwendig sind [25, 31]. Die morphologische Diagnostik der mikroskopischen Kolitiden sollte sich am Gesamtbild der unterschiedlichen genannten Charakteristika orientieren und nicht allein auf der Über- bzw. Unterschreitung bestimmter Grenzwerte beruhen, die ja bekanntermaßen willkürlich gesetzte *Cut-offs* darstellen.

Es bleibt abzuwarten, inwieweit sich die Diagnostik und Differenzialdiagnostik der mikroskopischen Kolitiden durch den Einsatz sog. künstlicher Intelligenz (KI) verändern werden. Zumindest könnten KI-Algorithmen bei der Zählung der intraepithelialen Lymphozyten, der Bestimmung der Dicke des subepithelialen Kollagenfaserbands und womöglich auch bei der Objektivierung der Dichte des lymphoplasmazellulären Infiltrats in den unterschiedlichen Kolonabschnitten hilfreich sein.

Literatur

1. Aigner T, Neureiter D, Müller S, Küspert G, Belke J, Kirchner T. Extracellular matrix composition and gene expression in collagenous colitis. Gastroenterology. 1997; 113(1):136-43.

2. Aqel B, Bishop M, Krishna M, Cangemi J. Collagenous colitis evolving into ulcerative colitis: a case report and review of the literature. Dig Dis Sci. 2003; 48(12):2323-7.

3. Aust DE, Baretton GB. Entzündungen des Kolorektums mit bekannter Ätiologie. In: Stolte M, Rüschoff J, Klöppel G, editors. Pathologie: Verdauungstrakt und Peritoneum / 3., neubearb. Aufl. Berlin: Springer; 2013. p. 533-63.

4. Bo-Linn GW, Vendrell DD, Lee E, Fordtran JS. An evaluation of the significance of microscopic colitis in patients with chronic diarrhea. J Clin Invest. 1985; 75 (5):1559-69.

5. Brown IS, Lambie DLJ. Microscopic colitis with giant cells: a clinico-pathological review of 11 cases and comparison with microscopic colitis without giant cells. Pathology. 2008; 40(7):671-5.

6. Buchman AL, Rao S. Pseudomembranous collagenous colitis. Dig Dis Sci. 2004; 49(11-12):1763-7.

7. Carpenter HA, Tremaine WJ, Batts KP, Czaja AJ. Sequential histologic evaluations in collagenous colitis. Correlations with disease behavior and sampling strategy. Dig Dis Sci. 1992; 37(12):1903-9.

8. Chandratre S, Bramble MG, Cooke WM, Jones RA. Simultaneous occurrence of collagenous colitis and Crohn's disease. Digestion. 1987; 36(1):55-60.

9. Chang F, Deere H, Vu C. Atypical forms of microscopic colitis: morphological features and review of the literature. Adv Anat Pathol. 2005; 12(4):203-11.

10. Cindoruk M, Tuncer C, Dursun A, Yetkin I, Karakan T, Cakir N, et al. Increased colonic intraepithelial lymphocytes in patients with Hashimoto's thyroiditis. J Clin Gastroenterol. 2002; 34(3):237-9.

11. Fernández-Bañares F, de Sousa MR, Salas A, Beltrán B, Piqueras M, Iglesias E, et al. Epidemiological risk factors in microscopic colitis: a prospective case-control study. Inflamm Bowel Dis. 2013; 19(2):411-7.

12. Fine KD, Seidel RH, Do K. The prevalence, anatomic distribution, and diagnosis of colonic causes of chronic diarrhea. Gastrointest Endosc. 2000; 51(3):318-26.

13. Freeman HJ, Berean KW, Nimmo M. Evolution of collagenous colitis into severe and extensive ulcerative colitis. Can J Gastroenterol. 2007; 21(5):315-8.

14. Geboes K. Lymphocytic, collagenous and other microscopic colitides: pathology and the relationship with idiopathic inflammatory bowel diseases. Gastroenterol Clin Biol. 2008;32(8-9):689-94.

15. Guagnozzi D, Arias Á, Lucendo AJ. Systematic review with meta-analysis: diagnostic overlap of microscopic colitis and functional bowel disorders. Aliment Pharmacol Ther. 2016; 43(8):851-62.

16. Guagnozzi D, Lucendo AJ. Advances in knowledge on microscopic colitis: From bench to bedside. Rev Esp enfermedades Dig organo Of la Soc Esp Patol Dig. 2015; 107(2):98-108.

17. Guagnozzi D, Landolfi S, Vicario M. Towards a new paradigm of microscopic colitis: Incomplete and variant forms. World J Gastroenterol. 2016;22 (38):8459-71.

18. Günther U, Schuppan D, Bauer M, Matthes H, Stallmach A, Schmitt-Gräff A, et al. Fibrogenesis and fibrolysis in collagenous colitis. Patterns of procollagen types I and IV, matrix-metalloproteinase-1 and -13, and TIMP-1 gene expression. Am J Pathol. 1999; 155(2):493-503.

19. Haque M, Florin T. Progression of ulcerative colitis to collagenous colitis: chance, evolution or association? Inflamm Bowel Dis. 2007; 13(10):1321

20. Jegadeesan R, Liu X, Pagadala MR, Gutierrez N, Butt M, Navaneethan U. Microscopic colitis: is it a spectrum of inflammatory bowel disease? World J Gastroenterol. 2013; 19(26):4252-6.

21. Kajino Y, Kushima R, Koyama S, Fujiyama Y, Okabe H. Collagenous gastritis in a young Japanese woman. Pathol Int. 2003; 53(3):174-8.

22. Keszthelyi D, Jansen S V, Schouten GA, de Kort S, Scholtes B, Engels LGJB, et al. Proton pump inhibitor use is associated with an increased risk for microscopic colitis: a case-control study. Aliment Pharmacol Ther. 2010; 32(9):1124-8.

23. Koskela RM, Niemelä SE, Karttunen TJ, Lehtola JK. Clinical characteristics of collagenous and lymphocytic colitis. Scand J Gastroenterol. 2004; 39(9):837-45.

24. Lagorce-Pages C, Fabiani B, Bouvier R, Scoazec JY, Durand L, Flejou JF. Collagenous gastritis: a report of six cases. Am J Surg Pathol. 2001; 25(9):1174-9.

25. Langner C, Aust D, Ensari A, Villanacci V, Becheanu G, Miehlke S, et al. Histology of microscopic colitis-review with a practical approach for pathologists. Histopathology. 2015; 66(5):613-26.

26. Lazenby AJ, Yardley JH, Giardiello FM, Jessurun J, Bayless TM. Lymphocytic ("microscopic") colitis: a comparative histopathologic study with particular reference to collagenous colitis. Hum Pathol. 1989; 20(1): 18-28.

27. Libbrecht L, Croes R, Ectors N, Staels F, Geboes K. Microscopic colitis with giant cells. Histopathology. 2002; 40(4):335-8.

28. Magro F, Langner C, Driessen A, Ensari A, Geboes K, Mantzaris GJ, et al. European consensus on the histopathology of inflammatory bowel disease. J Crohns Colitis. 2013; 7(10):827-51.

29. Meier PN, Otto P, Ritter M, Stolte M. [Collagenous duodenitis and ileitis in a patient with collagenous colitis]. Leber Magen Darm. 1991; 21(5):231-2.

30. Miehlke S, Aust D, Madisch A. [Microscopic colitis—new insights relevant to clinical practice]. Z Gastroenterol. 2013; 51(12):1389-94.

31. Miehlke S, Guagnozzi D, Zabana Y, Tontini GE, Kanstrup Fiehn A-M, Wildt S, et al. European guidelines on microscopic colitis: United European Gastroenterology and European Microscopic Colitis Group statements and recommendations. United Eur Gastroenterol J. 2021; 9(1):13-37

32. Mosnier JF, Larvol L, Barge J, Dubois S, De La Bigne G, Hénin D, et al. Lymphocytic and collagenous colitis: an immunohistochemical study. Am J Gastroenterol. 1996; 91(4):709-13.

33. Müller S, Neureiter D, Stolte M, Verbeke C, Heuschmann P, Kirchner T, et al. Tenascin: a sensitive and specific diagnostic marker of minimal collagenous colitis. Virchows Arch. 2001; 438(5):435-41.

34. Münch A, Aust D, Bohr J, Bonderup O, Fernández Bañares F, Hjortswang H, et al. Microscopic colitis: Current status, present and future challenges: statements of the European Microscopic Colitis Group. J Crohns Colitis.2012; 6(9):932-45.

35. Münch A, Langner C. Microscopic colitis: clinical and pathologic perspectives. Clin Gastroenterol Hepatol Off Clin Pract J Am Gastroenterol Assoc. 2015; 13(2): 228-36.

36. O'Beirne JP, Ireland A. Progression of collagenous colitis to Crohn's disease. Eur J Gastroenterol Hepatol. 2005; 17(5):573-5.

37. Offner FA, Jao R V, Lewin KJ, Havelec L, Weinstein WM. Collagenous colitis: a study of the distribution of morphological abnormalities and their histological detection. Hum Pathol. 1999; 30(4):451-7.

38. Olesen M, Eriksson S, Bohr J, Järnerot G, Tysk C. Microscopic colitis: a common diarrhoeal disease. An epidemiological study in Orebro, Sweden, 1993-1998. Gut. 2004; 53(3):346-50.

39. Olesen M, Eriksson S, Bohr J, Järnerot G, Tysk C. Lymphocytic colitis: a retrospective clinical study of 199 Swedish patients. Gut. 2004; 53(4):536-41.

40. Pardi DS, Ramnath VR, Loftus EVJ, Tremaine WJ, Sandborn WJ. Lymphocytic colitis: clinical features, treatment, and outcomes. Am J Gastroenterol. 2002; 97 (11):2829-33.

41. Petras R. Nonneoplastic intestinal diseases. In: Mills S, editor. Sternberg's diagnostic surgical pathology 2 / 4. Aufl. Philadelphia, Pa.: Lippincott Williams & Wilkins; 2004. p. 1475-1541.

42. Pokorny CS, Kneale KL, Henderson CJ. Progression of collagenous colitis to ulcerative colitis. J Clin Gastroenterol. 2001; 32(5):435-8.

43. Rasmussen J, Engel PJH, Wildt S, Fiehn A-MK, Munck LK. The Temporal Evolution of Histological Abnormalities in Microscopic Colitis. J Crohns Colitis. 2016; 10(3):262-8.

44. Rubio CA, Lindholm J. Cryptal lymphocytic coloproctitis: a new phenotype of lymphocytic colitis? J Clin Pathol. 2002; 55(2):138-40.

45. Rubio CA, Orrego A, Höög A, Porwitz A, Petersson F, Elmberger G, et al. Quantitative assessment of the subepithelial collagen band does not increase the accuracy of diagnosis of collagenous colitis. Am J Clin Pathol. 2008; 130(3):375-81.

46. Sandmeier D, Bouzourene H. Microscopic colitis with giant cells: a rare new histopathologic subtype? Int J Surg Pathol. 2004; 12(1):45-8.

47. Sapp H, Ithamukkala S, Brien TP, Ayata G, Shaz B, Dorfman DM, et al. The terminal ileum is affected in patients with lymphocytic or collagenous colitis. Am J Surg Pathol. 2002; 26(11):1484-92.

48. Stolte M, Ritter M, Borchard F, Koch-Scherrer G. Collagenous gastroduodenitis on collagenous colitis. Endoscopy. 1990; 22(4):186-7.

49. Tanaka M, Mazzoleni G, Riddell RH. Distribution of collagenous colitis: utility of flexible sigmoidoscopy. Gut. 1992; 33(1):65-70.

50. Vigren L, Sjöberg K, Benoni C, Tysk C, Bohr J, Kilander A, et al. Is smoking a risk factor for collagenous colitis? Scand J Gastroenterol. 2011; 46(11):1334-9.

51. Villanacci V, Cristina S, Muscarà M, Saettone S, Broglia L, Antonelli E, et al. Pseudomembranous collagenous colitis with superimposed drug damage. Pathol Res Pract. 2013; 209(11):735-9.

52. Yen EF, Pokhrel B, Du H, Nwe S, Bianchi L, Witt B, et al. Current and past cigarette smoking significantly increase risk for microscopic colitis. Inflamm Bowel Dis. 2012; 18(10):1835-41.

53. Yuan S, Reyes V, Bronner MP. Pseudomembranous collagenous colitis. Am J Surg Pathol. 2003; 27(10):1375-9.

Ätiologie und Pathogenese

3. Ätiologie und Pathogenese

Die Ätiologie und Pathogenese der mikroskopischen Kolitis ist bis heute nicht eindeutig geklärt. Verschiedene Mechanismen werden in der Literatur diskutiert, die in Abb. 3.1 zusammengefasst sind und im Folgenden näher erläutert werden.

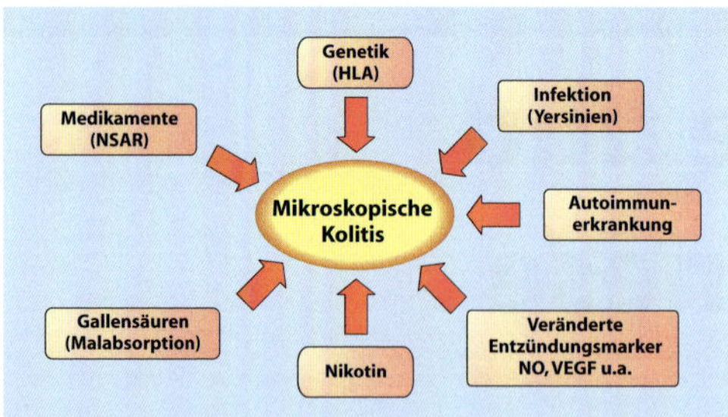

Abb. 3.1: Mögliche pathogenetische Faktoren der mikroskopischen Kolitis.
NSAR: Nicht-steroidale Antirheumatika; NO: Stickstoffmonoxid; VEGF: Vascular Endothelial Growth Factor; HLA: Human Leukocyte Antigene.

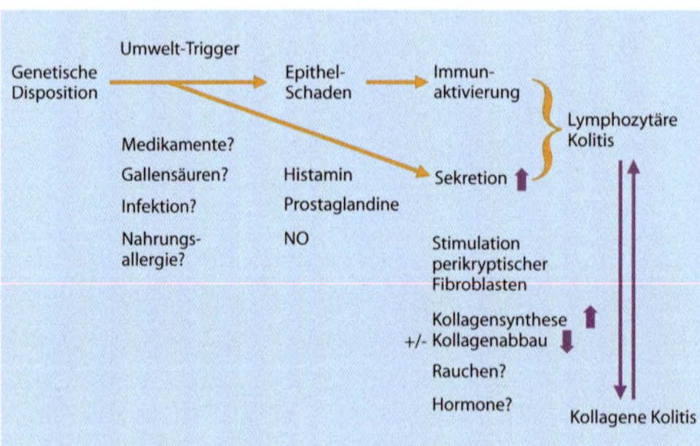

Abb. 3.2: Mögliche pathophysiologische Mechanismen bei mikroskopischer Kolitis.

3.1. Infektiöse und immunologische Faktoren

Zahlreiche Befunde deuten auf eine pathologische Immunreaktion auf ein bisher unbekanntes luminales Antigen hin. Wie in Kap. 2. beschrieben, liegt eine chronische Entzündungsreaktion mit Vermehrung von intraepithelialen Lymphozyten vor. Zum anderen sprechen die Assoziation der mikroskopischen Kolitis mit anderen Autoimmunerkrankungen, das gute therapeutische Ansprechen auf eine Steroidtherapie sowie eine spontane Besserung der Symptomatik in der Schwangerschaft für eine autoimmune Komponente [1]. Der in Einzelfällen beschriebene therapeutische Effekt von Antibiotika (z.B. Metronidazol) [2-4] lässt vermuten, dass es sich bei dem krankheitsauslösenden Agens um Bakterien handeln könnte. In früheren Studien wurden Antikörper gegen Yersinien signifikant häufiger bei Patienten mit mikroskopischer Kolitis gefunden im Vergleich zu Kontrollen [5,6]. Dieses konnte in einer eigenen Fall-Kontroll-Studie bestätigt werden, in der die Serumproben von 150 konsekutiven Patienten mit symptomatischer kollagener und lymphozytärer Kolitis und von alters- und geschlechtsangeglichenen asymptomatischen Kontrollpersonen ohne Diarrhöanamnese und mit normaler Kolonhistologie untersucht und verglichen wurden [8]. In einer aktuellen Fall-Kontroll-Studie werden aber auch andere gastrointestinale Infektionen ins Feld geführt, die mit einem erhöhten Risiko für das Auftreten einer mikroskopischen Kolitis verbunden sind (*Clostridioides difficile* (aOR 4,39; 95 % CI 3,42-5,63), Norovirus (aOR 2,87; 95 % CI 1,66-4,87) und *Escherichia species* (aOR 3,82; 95 % CI 1,22-11,58). Dieses Risiko war höher in der Gruppe mit kollagener im Vergleich zu lymphozytärer Kolitis [49].

Interessanterweise kommt es auch nach Umleitung des Fäkalstromes durch eine Ileostomie zur Besserung der klinischen Symptomatik und des histologischen Befundes [7].

Wie beim M. Crohn und bei der C. ulcerosa geht man ebenfalls davon aus, dass eine Barrierestörung des Darmes, ausgelöst durch externe Faktoren (Medikamente, bakterielle Antigene), Ausgangspunkt einer immunologischen Reaktion sein kann. Die immunologische Reaktion betreffen dabei eine Überaktivierung von Th1 und Th17 sowie erhöhte zytotoxische Effekte durch T-Zellen (Tc1, Tc17). Die Erhöhung der mukosalen Konzentration von profibrogenetischen Zytokinen (TGF-β, IL-6, IL-22) bei kollagener Kolitis können hierbei bei der Kollagenablagerung beteiligt sein.

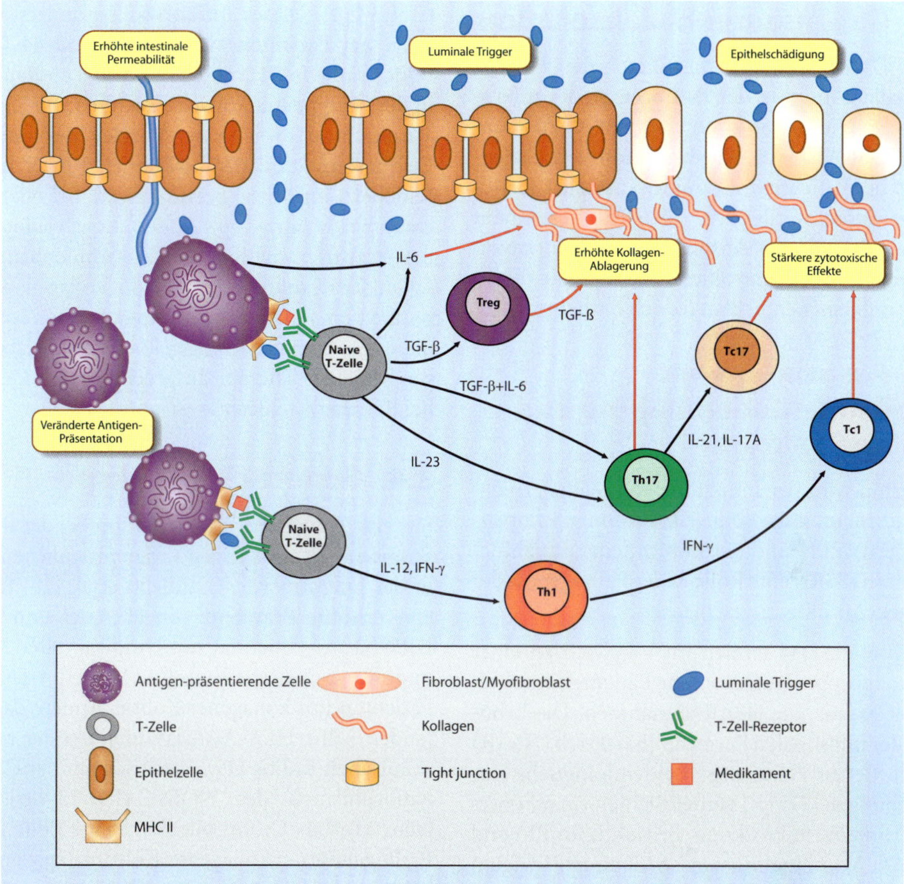

Abb. 3.3: Pathophysiologie der mikroskopischen Kolitis (mod. n. [50]) IFN: Interferon; IL: Interleukin; Tc: zytotoxische T-Zelle; Th: T-Helfer-Zelle; Treg: regulatorische T-Zelle; TGF-β: Transforming Growth Factor β.

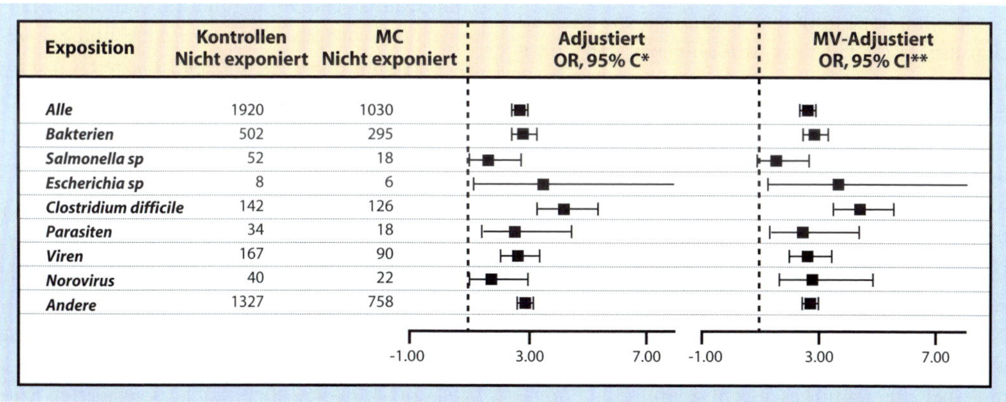

Abb. 3.4: Assoziation zwischen gastrointestinaler Infektion und Risiko eines M. Crohn [49]. MV: Multivariable. *Modelle adjustiert für übereinstimmende Faktoren: Alter, Geschlecht, Region und Kalenderjahr. **Modelle außerdem adjustiert für Ausbildung und Komorbiditäten nach Kategorien.

3.2. Gallensäurenmalabsorption

Einige Untersuchungen postulieren den Einfluss von Gallensäuren in der Pathogenese der mikroskopischen Kolitis. So konnten durch Absorptionstest (SeHCAT) eine Malabsorption von Gallensäuren bei Patienten mit mikroskopischer Kolitis nachgewiesen werden [9, 10]. Darüber hinaus wurde ein klinisches Ansprechen auf Cholestyramin beobachtet. Kontrollierte Studien, die diesen Effekt untersuchen, fehlen jedoch bis heute.

3.3. Assoziation mit Medikamenteneinnahme und anderen Faktoren

Weiterhin wird der Einnahme von nichtsteroidalen Antirheumatika (NSAR), Protonenpumpenhemmern (PPI) und Serotoninwiederaufnahmehemmern (SSRI) eine Rolle in der Pathogenese der kollagenen Kolitis zugeschrieben.

Riddell et al. [11] fanden im Vergleich zu einer Kontrollgruppe deutlich mehr Patienten mit kollagener Kolitis, die NSAR einnahmen. Die Erhöhung der intestinalen Permeabilität durch (NSAR) könnte hier ein Faktor sein. Epidemiologische Untersuchungen [12, 13] verdeutlichten ein erhöhtes Risiko für eine mikroskopische Kolitis für PPI und SSRI. Die Kombination von NSAR und PPI zeigten das höchste Risiko [13]. Der alleinige Stop der Lansoprazoltherapie führte bei 8 Patienten zu einer Heilung [14].

Assoziationen zu anderen Substanzen wie z.B. Ticlopidin [12], H2-Rezeptorenblocker [16] und Carbamazepin [18] wurden beschrieben. In einer Fall-Kontroll-Studie war neben der NSAR-Einnahme auch die Einnahme von Serotonin-Wiederaufnahme-Hemmern (SSRI), β-Blockern und Statinen mit der mikroskopischen Kolitis assoziiert [17].

In einer aktuellen Fall-Kontroll-Studie wurde die Assoziation zwischen der kollagenen Kolitis und Rauchen untersucht [32]. Insgesamt 116 Patienten mit histologisch nachgewiesener Kolitis wurden mit einer alters- und geschlechtsadaptierten Population eines nationalen schwedischen Bevölkerungsregisters hinsichtlich der Rauchgewohnheiten verglichen. Die Raucherquote betrug in der Gruppe mit kollagener Kolitis 37 %, die der Kontrollgruppe 17 % ($p < 0,001$, Odds ratio 2,95; 95 % CI 1,3-2,4). Dieses Risiko war besonders ausgeprägt bei Patienten zwischen 16 und 44 Jahren (Odds ratio 16,54) mit einem Anteil an Rauchern in der Gruppe mit kollagener Kolitis von 75 % im Vergleich zu 15 % in der Vergleichsgruppe. Die Erstmanifestation der kollagenen Kolitis lag bei Rauchern im Mittel bei 42 Jahren, bei Nichtrauchern bei 56 Jahren ($p < 0,003$). Es gab jedoch keinen statistisch signifikanten Zusammenhang zwischen der Krankheitsaktivität der kollagenen Kolitis und dem Rauchstatus. Weitere Studien konnten diese Assoziation bestätigen [34-37] und dabei zeigen, dass das Therapieansprechen auf Budesonid bei Rauchern schlechter ist.

3.4. Genetische Prädisposition

Für eine genetische Prädisposition bei der mikroskopischen Kolitis liegen widersprüchliche Daten in der Literatur vor. Giardiello et al. [20] fanden eine erhöhte Prävalenz von HLA-A1 und HLA-DRW53 bei Patienten mit lymphozytärer Kolitis und eine erniedrigte Prävalenz von HLA-DQ2 bei Patienten mit kollagener Kolitis. Andere dagegen fanden keine HLA-Assoziationen bei der mikroskopischen Kolitis [19]. Auch scheint der Genpolymorphismus des NOD/CARD-15-Gens wie beim Morbus Crohn offenbar keine Rolle in der Pathogenese der kollagenen Kolitis zu spielen [22]. Mittlerweile gibt es aber aktuelle Hinweise für eine mögliche Rolle von genetischen Faktoren, die die Suszeptibilität bei der Entstehung der mikroskopischen Kolitis erhöhen können [23]. In drei unabhängigen Kohorten aus Deutschland und Schweden betreffen diese v.a. die spezifische HLA 8.1.-Haplotyp-Variante [23].

3.5. Kollagenmetabolismus

Die Ursache für die Kollagenablagerung bei der kollagenen Kolitis ist bis heute ebenfalls nicht eindeutig geklärt. Bereits in den 80er Jahren wurde angenommen, dass es sich bei der kollagenen Kolitis um eine primäre Störung der Kollagensynthese handelt. Immunhistochemisch konnte Kollagen Typ I und III in der subepithelial angelagerten Kollagenschicht nachgewiesen werden [25, 26]. In einer weiteren Studie von Aigner et al. [28] konnte dagegen gezeigt werden, dass kein quantitativer Unterschied beim Nachweis von Kollagen Typ I und III bei der kollagenen Kolitis im Vergleich zur

Kontrollgruppe sowie eine normale Verteilung vom Kollagentyp IV an der Basalmembran besteht. Allerdings gelang erstmals der selektive Nachweis einer erhöhten Ablagerung von Kollagen Typ IV und Tenascin (Glycoprotein als Abbauprodukt von Myofibroblasten) in der subepithelialen Matrix [30]. Da Kollagen Typ IV und Tenascin normale Bestandteile der extrazellulären Matrix sind und keine erhöhte m-RNS-Konzentration für das Kollagen IV festgestellt werden konnte, liegt wahrscheinlich keine pathologische Fehlsynthese bei der kollagenen Kolitis vor, sondern eher ein verminderter Abbau [28]. Bei Reparaturmechanismen und Degradation der extrazellulären Matrix spielen die sogenannten "Matrix-metalloproteinasen" (MMP), die "Gewebehemmende Metalloproteinase" (Tissue inhibitor of metalloproteinases = TIMP) sowie der *Vascular Endothelium Growth Factor* (VEGF) eine wesentliche Rolle. Griga et al. [29] fanden eine signifikant erhöhte Expression von VEGF bei Patienten mit kollagener Kolitis im Vergleich zu gesunden Kontrollen. Dies wurde sowohl für das Epithel als auch die Lamina propria bestätigt. Taha et al. [27] konnten zeigen, dass die VEGF-Expression in Kolonepithelzellen und Fibroblasten der Lamina propria vermehrt und VEGF im Kolonperfusat gegenüber Kontrollen signifikant erhöht war. Weiterhin konnte gezeigt werden, dass bei Patienten mit kollagener Kolitis eine verminderte Expression und Aktivität der Matrix-Metalloproteinase-1 und vermehrtem Nachweis von TIMP-1 bei der kollagenen Kolitis nachgewiesen werden, was die These eines verminderten lokalen Kollagenabbaus stützt [30].

Ob möglicherweise ein Genpolymorphismus der genannten Faktoren zugrunde liegt, wurde bisher noch nicht untersucht. Auf der Basis dieser Ergebnisse untersuchten Madisch et al., ob möglicherweise ein Genpolymorphismus einzelner MMPs mit der kollagenen Kolitis assoziiert sein könnte. Für die Assoziationsanalyse wählten sie die MMP-1, -7 und -9 aus, da sie in besonderer Weise in den Kollagenstoffwechsel involviert sind. MMP-1 ist als interstitielle Kollagenase für in die Degradation von Kollagen I und III verantwortlich. Das Substrat für MMP-7 ist u.a. Kollagen IV. MMP-9 wird als proMMP-9 in einem Komplex mit TIMP-1 sezerniert und hat somit eine hohe Affinität zu TIMP-1, der als Inhibitor sämtlicher MMPs gilt [24]. In der Haplotypenanalyse bei Patienten mit kollagener Kolitis konnte die Arbeitsgruppe dann auch ein kodierendes SNP im Exon 6 des MMP-9-Gens identifizieren, das mit einem erhöhten Risiko für die Entwicklung einer kollagenen Kolitis einhergeht [31]. Die Häufigkeit des Genotyps G/G im Exon 6 des MMP-9 betrug in der Patientengruppe mit kollagener Kolitis 24 % und in der Gruppe gesunder Blutspender 14,3 %. Die Allel- und Genotypenfrequenzen der untersuchten MMP-1- und MMP-7-Polymorphismen waren dagegen nicht unterschiedlich im Vergleich zu gesunden Blutspendern. Dieses Ergebnis unterstützt die Vermutung, dass die Kollagenakkumulation eher auf einen verminderten Abbau des Kollagens zurückzuführen ist, da eine enge Interaktion zwischen MMP-9 und TIMP-1 besteht. Die genetische Variation im MMP-9 ist jedoch nur ein Teil des komplexen Pathomechanismus in der Entstehung der kollagenen Kolitis, so dass hier weiterführende Untersuchungen notwendig sind. In einer aktuellen Untersuchung konnte auch eine Assoziation zwischen einem Genpolymorphismus des Zytokins Interleukin-6 und der kollagenen Kolitis nachgewiesen werden [38].

3.6. Pathomechanismus der Diarrhö

Während die Ätiologie der mikroskopischen Kolitis bisher weitgehend ungeklärt ist, konnte der Pathomechanismus der chronischen Diarrhö bei kollagener Kolitis weitgehend aufgeklärt werden [39]. Es konnte gezeigt werden, dass es aufgrund defektiver Transportermechanismen und der Dicke des Kollagenbandes zu einer reduzierten Absorption von Na^+- und Cl^--Ionen kommt. Dementsprechend ist der epitheliale Natriumkanal gehemmt [40] und die fäkale Natrium- und Chloridkonzentration erhöht [41]. Des Weiteren spielt eine aktive Sekretion von Cl^--Ionen sowie eine sogenannte "*leak-flux*-induzierte Diarrhö", bedingt durch eine verminderte Funktion von *tight-junction*-Molekülen, eine wichtige Rolle.

Aktuelle Untersuchungen der Arbeitsgruppe von A. Münch zeigen den Verlust von Aquaporin 8 im Darmepithel als Ursache des Flüssigkeitsverlustes [42].

3.7. Mikrobiom

Die Anlage eines Stomas führt ohne jede weitere Therapie zu einer Rückbildung der histologischen Veränderungen bei kollagener Kolitis. Diese Ergebnisse einer älteren Untersuchung von Järnerot et al. [43] verdeutlichen die Bedeutung luminaler Agenzien bei mikroskopischer Kolitis. In Verbindung mit der erhöhten Permeabilität könnte hier ein wichtiger Faktor in der Pathogenese sein. Morgan et al. [44] und Fischer et al. [45[wiesen eine intestinale Dysbiose nach. Zum Mikrobiom-Transfer liegen kasuistische Mitteilungen vor [46, 47]. Budesonid führt zu einer Verbesserung des Mikrobioms [48]. Weitere Untersuchungen über die Bedeutung des Mikrobioms in der Pathogenese bzw. der Modulation in der Therapie der mikroskopischen Kolitis sind zukünftig notwendig.

Literatur

1. Pardi DS. Microscopic colitis: an update. Inflamm Bowel Dis. 2004;10:860-870

2. Bohr J, Tysk C, Eriksson S, Järnerot G. Collagenous Colitis: Epidemiology, associated diseases and medical therapy. Gut 1994;35 (Suppl. 4):A2

3. Bohr J, Tysk C, Eriksson S, Abrahamsson H, Jarnerot G. Collagenous colitis: a retrospective study of clinical presentation and treatment in 163 patients. Gut 1996a;39:846-851

4. Fausa O, Forester A, Hovig T. Collagenous colitis: a clinical, histological and ultrastructural study. Scand J Gastroenterol 1985;20 (suppl 107):8-23

5. Mäkinen M, Niemelä S, Lehtola J, Karttunen TJ. Collagenous colitis and Yersinia enterocolitica infection. Dig Dis Sci 1998; 43:1341-1346

6. Bohr J, Nordfelth R, Tysk C, Järnerot G. Yersinia species in collagenous colitis: A serologic study. Scand J Gastroenterol 2002;37:711-714

7. Järnerot G, Tysk C, Bohr J, Erksson S. Collagenous colitis and fecal stream diversion. Gastroenterology 1995; 109:449-455

8. Miehlke S, Madisch A, Morgner A, Bethke B, Stolte M, Lehn N, Schneider-Brachert W. Relevanz von Yersinia-Outer-Membrane-Proteinen bei kollagener und lymphozytärer Kolitis. Z Gastroenterol 2011; 49: 1007-1026.

9. Ung KA, Gillberg L, Kilander A, Abrahamsson H. Role of bile acids and bile acid binding agents in patients with collagenous colitis. Gut 2000;46:170-175

10. Ung KA, Kilander A, Willen R, Abrahamsson H. Role of bile acids in lymphocytic colitis. Hepatogastroenterology 2002;49:432-437

11. Ridell RH, Tanaka M, Mazzoleni G. Non-steroidal anti-inflammatory drugs as a possible cause of collagenous colitis: a case-control study. Gut 1992;33:683-686

12. Tong J, Zheng Q, Zhang C, Lo R, Shen J, Ran Z. Incidence, prevalence, and temporal trends of microscopic colitis: a systematic review and metaanalysis. Am J Gastroenterol 2015;110:265-267

13. Verhaegh BP, de Vries F, Masclee AA, Keshavarzian A, de Boer A, et al. High risk of drug-induced microscopic colitis with concomitant use of NSAIDs and proton pump inhibitors. Aliment Pharmacol Ther 2016;43: 1004–1013.

14. Capurso G, Marignani M, Attilia F, Milione M, Colarossi C, Zampaletta C, et al. Lansoprazole-induced microscopic colitis: an increasing problem? Results of a prospective case-series and systematic review of the literature. Dig Liver Dis 2011;43:380–385.

15. Chagnon JP, Cerf M. Simvastatin-induced protein-losing enteropathy. Am J Gastroenterol 1992;87:257

16. Duncan HD, Talbot IC, Silk DBA. Collagenous colitis and cimetidine. Eur J Gastroenterol Hepatol 1997;9: 819-820

17. Fernandez-Banares F, Esteve M, Espinos JC, Rosinach M, Forne M, Salas A, Viver JM. Drug consumption and the risk of microscopic colitis. Am J Gastroenterol 2007;102:324-330

18. Mahajan L, Wyllie R, Goldblum J. Lymphocytic colitis in a pediatric patient: a possible adverse reaction to carbamazepine. Am J Gastroenterol 1997;92:2126-2167

19. Sylwestrowicz T, Kelly JK, Hwang WS, et al. Collagenous colitis and microscopic colitis: the watery diarrhea-colitis syndrome. Am J Gastroenterol 1989;84:763-768

20. Giardiello FM, Jackson FW, Lazenby AJ. Metachronous occurrence of collagenous colitis and ulcerative colitis. Gut 1991;32:447-449

21. Ayata G, Ithamukkala S, Sapp H, Shaz BH, Brien TP, Wang HH, Antonioli DA, Farraye FA, Odze RD. Prevalence and significance of inflammatory bowel disease-like morphological features in collagenous and lymphocytic colitis. Am J Surg Pathol 2002;26:1414-1423

22. Madisch A, Hellmig S, Schreiber S, Bethke B, Stolte M, Miehlke S. *NOD2/CARD15* gene polymorphisms are not associated with collagenous colitis. Int J Colorectal Dis. 2007;22:425-428

23. Westerlind H, Mellander MR, Bresso F, Munch A, Bonfiglio F, Assadi G, Rafter J, Hübenthal M, Lieb W, Källberg H, Brynedal B, Padyukov L, Halfvarson J, Törkvist L, Bjork J, Andreasson A, Agreus L, Almer S, Miehlke S, Madisch A, Ohlsson B, Löfberg R, Hultcrantz R, Franke A, D'Amato M. Dense genotyping of immune-related loci identifies HLA variants associated with increased risk of collagenous colitis. Gut. 2017;66:421-428

24. Hamacher S, Matern S, Roeb E. Extracellular matrix - from basic research to clinical significance. An overview with special consideration of matrix metalloproteinases. Dtsch Med Wochenschr 2004;17;129:1976-1980

25. Hwang WS, Kelly JK, Shaffer EA, Hershfield NB. Collagenous colitis: a disease of pericryptal fibroblast sheath? J Patho 1986;149: 33-40

26. Widgren S, Jlidi R, Cox JN. Collagenous colitis: histologic, morphmetric, immunohistochemical and ultrastructural studies. Virchows Arch a Pathol Anat Histopathol 1988; 413:287-296

27. Taha Y, Raab Y, Larsson A, Carlson M, Loof L, Gerdin B, Thorn M. Vascular endothelial growth factor (VEGF) - a possible mediator of inflammation and mucosal permeability in patients with collagenous colitis. Dig Dis Sci 2004;49:109-115

28. Aigner T, Neureiter D, Muller S, Kuspert G, Belke J, Kirchner T. Extracellular matrix composition and gene expression in collagenous colitis. Gastroenterology 1997; 113:136-143

29. Griga T, Tromm A, Schmiegel W, Pfisterer O, Muller KM, Brasch F. Collagenous colitis: implications for the role of vascular endothelial growth factor in repair mechanisms. Eur. J. Gastroenterol Hepatol 2004;16:397-402

30. Günther U, Schuppan D, Bauer M, Matthes H, Stallmach A, Schmitt-Graff A, Riecken EO, Herbst H. Fibrogenesis and fibrolysis in collagenous colitis. Patterns of procollagen types I and IV, matrix-metalloproteinase-1 and -13, and TIMP-1 gene expression. Am J Pathol 1999;155:493-503

31. Madisch A, Hellmig S, Schreiber S, Bethke B, Stolte M, Miehlke S. Allelic variation of the matrix metalloproteinase-9 gene is associated with collagenous colitis. Inflamm Bowel Dis 2011; 17:2295-2298

32. Keszthelyi D, Jansen SV, Schouten GA, de Kort S, Scholtes B, Engels LG, Masclee AA. Proton pump inhibitor use is associated with an increased risk for microscopic colitis: a case-control study. Aliment Pharmacol Ther 2010;32:1124-1128

33. Vigren L, Sjöberg K, Benoni C, Tysk C, Bohr J, Kilander A, Larsson L, Ström M, Hjortswang H. Is smoking a risk factor for collagenous colitis? Scand J Gastroenterol 2011;46:1334-1339

34. Münch A, Tysk C, Bohr J, Madisch A, Bonderup OK, Mohrbacher R, Mueller R, Greinwald R, Ström M, Miehlke S. Smoking Status Influences Clinical Outcome in Collagenous Colitis. J Crohns Colitis 2016;10:449-454

35. Fernández-Bañares F, de Sousa MR, Salas A, Beltrán B, Piqueras M, Iglesias E, Gisbert JP, Lobo B, Puig-Diví V, García-Planella E, Ordás I, Andreu M, Calvo M, Montoro M, Esteve M, Viver JM; RECOMINA Project, GETECCU (Grupo Español de Enfermedades de Crohn y Colitis Ulcerosa). Impact of current smoking on the clinical course of microscopic colitis. Inflamm Bowel Dis 2013;19:1470-1476

36. Yen EF, Pokhrel B, Du H, Nwe S, Bianchi L, Witt B, Hall C. Current and past cigarette smoking significantly increase risk for microscopic colitis. Inflamm Bowel Dis 2012;18:1835-1841

37. Vigren L, Sjöberg K, Benoni C, Tysk C, Bohr J, Kilander A, Larsson L, Ström M, Hjortswang H. Is smoking a risk factor for collagenous colitis? Scand J Gastroenterol 2011;46:1334-1339

38. Koskela RM, Karttunen TJ, Niemelä SE, Lehtola JK, Bloigu RS, Karttunen RA. Cytokine gene polymorphism in microscopic colitis association with the IL-6-174 GG genotype. Eur J Gastroenterol Hepatol 2011;23:607-613

39. Burgel N, Bojarski C, Mankertz J, Zeitz M, Fromm M, Schulzke JD. Mechnisms of diarrhea in collagenous colitis. Gastroenterology 2002;123:433-443

40. Barmeyer C, Erko I, Fromm A, Bojarski C, Loddenkemper C, Dames P, Kerick M, Siegmund B, Fromm M, Schweiger MR, Schulzke J-D. ENaC dysregulation through activation of MEK1/2 contributes to impaired Na+ absorption in lymphocytic colitis. Inflamm Bowel Dis 2016;22:539–547

41. Protic M, Jojic N, Bojic D, Milutinovic S, Necic D, Bojic B, Svorcan P, Krstic M., Popvic O. Mechanism of diarrhea in microscopic colitis. World J Gastroenterol 2005;11:5535–5539

42. Escudero-Hernandez C, MünchA, Ostvik A-E, van Belen Granlung A, Koch S. Th water channel aquaporin 8 is a critical regulator of intestinal fluid homeostasis in collagenous colitis. J Crohns Colitis 2020; 14: 962-973

43. Järnerot G, Tysk C, Bohr J, Eriksson S. Collagenous colitis and fecal stream diversion. Gastroenterology 1995;109:449–455

44. Morgan DM, Cao Y, Miller K, McGoldrick J, Bellavance D, Chin SM, et al. Microscopic colitis is characterized by intestinal dysbiosis. Clin Gastroenterol Hepatol 2020;18:984–946

45. Fischer, Holst E, Karlsson F, Benoni C, Toth E, Olesen M, Linden M, Sjöberg K, Altered microbiota in microscopic colitis. Gut 2015; 64: 1185-1186

46. Fasullo MJ, Al-Azzawi Y, Abergel J. Microscopic colitis after fecal microbiota transplant. ACG Case Rep J 2017;4:e87

47. Günaltay S, Rademacher L, Hultgren Hörnquist E, Bohr J. Clinical and immunologic effects of faecal microbiota transplantation in a patient with collagenous colitis. World J Gastroenterol 2017;23:1319–1324

48. Krogsgaard LR, Munck LK, Bytzer P, Wildt S. An altered composition of the microbiome in microscopic co-

litis is driven towards the composition in healthy controls by treatment with budesonide. Scand J Gastroenterol 2019;54:446–552

49. Khalili H, Axelrad JE, Roelstraete B, Olén O, D'Amato M, Ludvigsson JF. Gastrointestinal Infection and Risk of Microscopic Colitis: A Nationwide Case-Control Study in Sweden. Gastroenterology 2021;160:1599-1607.e5

50. Miehlke S, Verhaegh B, Tontini GE, Madisch A, Langner C, Münch A. Microscopic colitis: pathophysiology and clinical management. Lancet Gastroenterol Hepatol 2019;4:305-314

Klinisches Bild

4. Klinisches Bild

4.1. Symptomatik

Die wässrige Diarrhö ist das pathognomonische Symptom der mikroskopischen Kolitis [1, 2]. Die Mehrzahl der Untersuchungen liegen zur kollagenen Kolitis vor.

In einem größeren Patientenkollektiv von 163 Patienten mit kollagener Kolitis berichteten Bohr und Mitarbeiter [1] weiterhin über das Auftreten nächtlicher Diarrhöen (27 %), Gewichtsverlust (42 %), abdomineller Schmerzen (41 %), Übelkeit (21 %) und Meteorismus (12 %). Blut und Schleimbeimengungen im Stuhl werden bei kollagener Kolitis selten angetroffen (☞ Abb. 4.1).

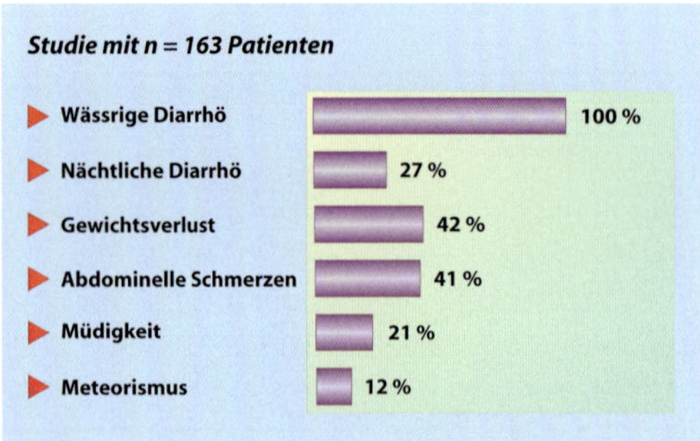

Abb. 4.1: Symptome bei kollagener Kolitis (modifiziert nach [1]).

In einer aktuellen skandinavischen Untersuchung fand sich das Leitsymptom der wässrigen Diarrhöen bei 55 % der Patienten mit kollagener Kolitis und bei 43 % der Patienten mit lymphozytärer Kolitis ($p < 0{,}0014$). Nächtliche Diarrhöen traten bei 28 % bzw. 18 % der Patienten auf ($p < 0{,}002$) [3]. Weiterhin wurden imperativer Stuhldrang und nächtliche Diarrhöen angegeben.

Das Leitsymptom der wässrigen Diarrhöen fand auch Eingang in die für Therapiestudien der kollagenen Kolitis wichtige Definition der klinischen Remission: Diese wird definiert als eine mittlere Stuhlfrequenz von < 3 Stühlen pro Tag und < 1 wässriger Stuhl pro Tag [4].

Bis zu 50 % der betroffenen Patienten klagen über Abdominalschmerzen, die z.T. krampfartig sind [5] und klinisch die Abgrenzung zum Reizdarmsyndrom schwierig machen.

Ca. 30-40 % der Patienten mit mikroskopischer Kolitis erfüllen die Rom-II-Kriterien des Reizdarmsyndroms [6, 7]. Umgekehrt findet sich bei 7 % der Patienten, die die Kriterien des Reizdarms erfüllen, eine mikroskopische Kolitis [7]. Für die hausärztlich-internistische Praxis ergibt sich die Empfehlung – insbesondere bei dem Symptomenkomplex des Reizdarms vom Diarrhötyp – eine endoskopisch-histologische Diagnosesicherung anzustreben.

Die Ursache des Gewichtsverlustes wird kontrovers diskutiert. Einerseits handelt es sich ja bei den mikroskopischen Kolitiden nicht um konsumierende Erkrankungen. Andererseits muss der Flüssigkeitsverlust als Folge der wässrigen Diarrhöen berücksichtigt werden. Schließlich ist zu berücksichtigen, dass sich zahlreiche Patienten zur Senkung der Stuhlfrequenz ein verändertes Ernährungsverhalten im Sinne einer Diät auferlegen, welches dann zur Gewichtsreduktion führen kann.

4.2. Assoziierte Erkrankungen

Die kollagene Kolitis kann von einer Reihe assoziierter Erkrankungen mit möglicherweise autoimmuner Genese begleitet sein. Hierzu gehören das Sjögren-Syndrom, das Raynaud-Syndrom, die rheumatoide Arthritis (sero-positiv/sero-negativ), die Psoriasis, die Zöliakie und die Hyper- bzw. Hypothyreose (☞ Abb. 4.2).

Madisch und Mitarbeiter beschrieben begleitende Autoimmunerkrankungen bei 48,4 % der Patienten mit kollagener Kolitis und bei 29,6 % der Patienten mit lymphozytärer Kolitis [8].

Von besonderem Interesse erscheint die Assoziation der mikroskopischen Kolitis mit der Zöliakie zu sein [9, 10]. Green und Mitarbeiter berichteten, dass in einem größeren Patientenkollektiv bei 4,3 % der Zöliakie-Patienten eine mikroskopische Kolitis diagnostiziert wurde [11]. Die Prävalenz der Zöliakie bei Patienten mit mikroskopischer Kolitis wird mit 2-9 % angegeben [12]. Es besteht somit eine erhöhte Prävalenz für das Auftreten einer mikroskopischen Kolitis bei Patienten mit Zöliakie und umgekehrt.

In der Studie von Stewart [13] wird die enge Assoziation zwischen dem Auftreten einer Zöliakie und einer mikroskopischen Kolitis beschrieben. Die simultane Diagnose beider Erkrankungen war 50-mal höher als erwartet und betraf im wesentlichen Frauen im mittleren Lebensalter. Interessanterweise war die lymphozytäre Kolitis häufiger mit der Zöliakie assoziiert als die kollagene Kolitis. In einer kürzlich publizierten skandinavischen Studie wird die Prävalenz der simultanen Zöliakie mit 6 % angegeben [3].

Die *European Microscopic Colitis Group* (EMCG) empfiehlt deshalb, stets alle Patienten mit mikroskopischer Kolitis auf das Vorliegen einer Zöliakie zu untersuchen [14]. Auch bei therapierefraktären (Diät!) Zöliakie-Patienten sollte an das Vorliegen einer mikroskopischen Kolitis gedacht werden. Die genaue Ursache für das gleichzeitige Auftreten beider Erkrankungen ist jedoch nicht geklärt.

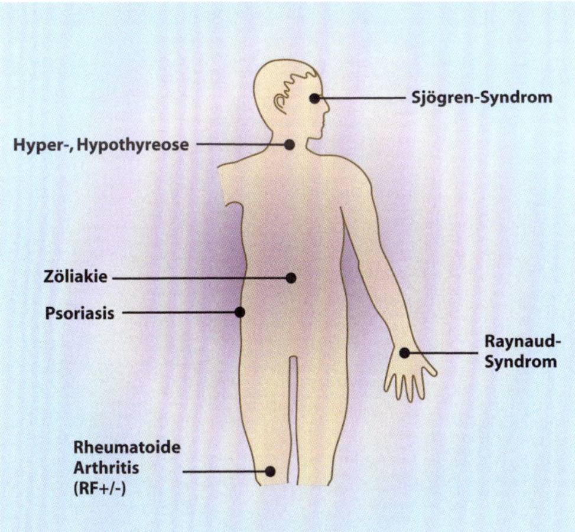

Abb. 4.2: Auswahl assoziierter Erkrankungen bei kollagener Kolitis.

4.3. Verlauf

Nach einer Langzeituntersuchung von Bonderup et al. [15] wird den Patienten global ein benigner Langzeitverlauf attestiert. 42 % der Patienten weisen chronische oder intermittierende Diarrhöen auf. 4 von 24 Patienten (17 %) waren über 2-10 Jahre symptomfrei.

Auch die Langzeitbeobachtung von 65 Patienten über 10 Jahre von Madisch et al. [16] verdeutlicht den gutartigen - jedoch auch variablen - Verlauf der kollagenen Kolitis: 50 % der Patienten zeigen stabile Remissionen unter der antiinflammatorischen Therapie, während bei 30 % der Patienten die Symptome persistieren. Im Detail gaben nach einem Zeitraum von 10 Jahren 11 Patienten (23,4 %) persistierende Diarrhöen ohne Änderung der Stuhlfrequenz und -konsistenz an. Vier Patienten (8,5 %) zeigten eine Reduktion ihrer Stuhlfrequenz um mindestens 50 %. 23 Patienten (48,9 %) waren in Remission mit normaler Stuhlkonsistenz und -frequenz, davon erhielten 20 Patienten eine antiinflammatorische Therapie. Nach einer zwischenzeitlichen Remission während des Nachbeobachtungszeitraums erlitten 9 Patienten (19,2 %) ein Rezidiv ihrer Beschwerden.

Mehrere Untersuchungen belegen kein erhöhtes Risiko für Kolon-Neoplasien [16-18].

Die Todesursachen sind unabhängig von der kollagenen Kolitis [18].

Literatur

1. Bohr J, Tysk C, Eriksson S, Abrahamsson H, Järnerot G: Collagenous colitis - A retrospective study of clinical presentation and treatment in 163 patients. Gut 1996;39:846-851

2. Olesen, M., Eriksson, S., Bohr, J., Jarnerot, G. and Tysk, C. Lymphocytic colitis: a retrospective clinical study of 199 Swedish patients. Gut 2004;53:536–541

3. Mellander MR, Ekbom A, Hultcrantz R, Lofberg R, Ost A, Bjork J. Microscopic colitis: a descriptive clinical cohort study of 795 patients with collagenous and lymphocytic colitis. Scand J Gastroenterol 2016;51:556-562

4. Hjortswang H. Tysk C, Bohr J, et al. Defining clinical criteria for clinical remission and disease activity in collagenous colitis. Inflamm Bowel Dis 2009;15:1875-1881

5. Munch A, Langner C, Microscopic colitis: clinical and pathological perspectives. Clin Gastroenterol Hepatol 2015;13:228-236

6. Abboud R, Pardi DS, Tremaine WJ, Kammer PP, Sandborn WJ, Loftus EV Jr. Symptomatic overlap between microscopic colitis and irritable bowel syndrome: a prospective study. Inflamm Bowel Dis 2013;19:550–553

7. Guagnozzi D, Arias A, Lucendo AJ. Systematic review with meta-analysis: diagnostic overlap of microscopic colitis and functional bowel disorders. Aliment PharmacolTher 2016;43:851–862

8. Madisch A, Miehlke S, Lindner M, Bethke B, Stolte M: Clinical Course of collagenous colitis over a period of 10 years. Z Gastroenterol. 2006;44:971-974

9. Wolber R, Owen D, Freeman H. Colonic lymphocytosis in patients with celiac sprue. Hum Pathol 1990;21: 1092–1096

10. Breen EG, Coughlan G, Connolly CE, et al. Coeliac proctitis. Scand J Gastroenterol 1987;22:471–477

11. Green PHR, Yang J, Cheng J, et al. An association between microscopic colitis and celiac disease. Clin Gastroenterol Hepatol 2009;7:1210–1216

12. Pardi DS. Diagnosis and management of microscopic colitis. Am J Gastroenterol 2017;112:78-85

13. Stewart M, Andrews CN, Urbanski S, Beck PL, Storr M. The association of celiac disease and microscopic colitis: a large population-based study. Aliment Pharmacol Ther 2011;33:1340-1349

14. Miehlke S, Guagnozzi D, Zabana Y, Tontini GE, Fiehn AK, Wildt S, et al. European guidelines on microscopic colitis: United European Gastroenterology (UEG) and European Microscopic Colitis Group (EMCG) statements and recommendations. United European Gastroenterol J 2021;9:13–37

15. Bonderup OK, Folkersen BH, Gjersoe P, Teglbjaerg PS. Collagenous colitis: a long-term follow-up study. Eur J Gastroenterol Hepatol 1999;11:493-495

16. Madisch A, Miehlke S, Bartosch F, Bethke B, Stolte M: Microscopic colitis: clinical presentation, treatment and outcome of 494 patients. Z Gastroenterol 2014;52: 1062–1065

17. Forsberg AM, Kjellstrom L, Agreus L, et al. Prevalence of colonic neoplasia and advanced lesions in the normal population: a prospective population-based colonoscopy study. Scand J Gastroenterol 2012;47:184–190

18. Chan JL, Tersmette AC, Offerhaus GJA, Gruber SB, Bayless TM, Giardiello FM. Cancer risk in collagenous colitis. Inflamm Bowel Dis 1999;5: 40-43

Klinische Diagnostik und Differenzialdiagnostik

5. Klinische Diagnostik und Differenzialdiagnostik

5.1. Diagnostisches Vorgehen

Für die Diagnosestellung der mikroskopischen Kolitis hat es sich bewährt, Patienten mit wässrigen Diarrhöen, die länger als vier Wochen bestehen, mittels Endoskopie abzuklären und auch bei endoskopischem Normalbefund Stufenbiopsien aus der unauffälligen Darmschleimhaut zu entnehmen. Mehrere Untersuchungen zeigen, dass bei Patienten mit wässrigen Diarrhöen > 4 Wochen und endoskopischem Normalbefund in 10-15 % die Diagnose einer mikroskopischen Kolitis gestellt werden kann [1]. Diese Publikation verdeutlicht, dass bei Patienten mit anhaltenden Diarrhöen und endoskopischem Normalbefund in einem relevanten Anteil (11,7 %) die Diagnose einer mikroskopischen Kolitis gestellt werden kann. Die Entnahme von je 2 Biopsien aus dem rechten und linken Hemikolon ist entsprechend der Leitlinie der EMCG ausreichend, um die Diagnose zu stellen [2].

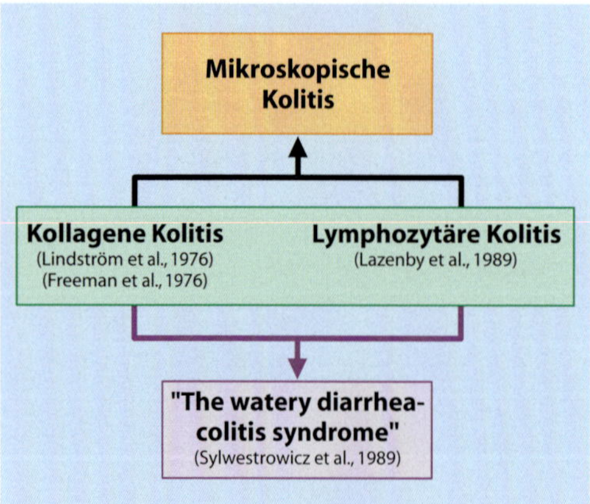

Abb. 5.1: Kollagene und lymphozytäre Kolitis.

Zuvor sollte mittels Stuhlkulturen eine infektiöse Genese der Symptomatik ausgeschlossen worden sein (z.B. Salmonellose, Yersiniose etc.). Der positive Nachweis von *Yersinien*-Antikörpern bei gleichzeitig fehlendem Nachweis von *Yersinien* in der Stuhlkultur wird als möglicher pathogenetischer Aspekt diskutiert, ist jedoch derzeit für das praktische Vorgehen nicht von Bedeutung.

Wichtigstes diagnostisches Kriterium ist der charakteristische histologische Befund (vgl. Kap. 3.).

Endoskopisch erscheint die Darmschleimhaut mehrheitlich normal. Unspezifische und minimale Schleimhautveränderungen wie ein Ödem bzw. Erythem der Schleimhaut wurden beschrieben [3]. In der Untersuchung von Mellander et al. [4] fanden sich bei 37 % der Patienten mit kollagener Kolitis minimale Schleimhautveränderungen wie ein Erythem, ein Ödem oder eine veränderte Gefäßzeichnung. Bei 26 % Patienten mit lymphozytärer Kolitis wurden diese Veränderungen ebenfalls beschrieben.

5.2. Abgrenzung zu Colitis ulcerosa und Morbus Crohn

Von den klassischen chronisch-entzündlichen Darmerkrankungen Morbus Crohn (MC) und Colitis ulcerosa (CU) sind meist junge Patienten betroffen. Das Geschlechterverhältnis ist ausgeglichen. Dagegen sind bei der mikroskopischen Kolitis meist Patienten betroffen, die älter als 50 Jahre sind. Ca. 80 % der betroffenen Patienten sind weiblichen Geschlechts. Die Diarrhöen bei der mikroskopischen Kolitis sind typischerweise wässrig, während bei CU und MC sowohl wässrige als auch breiige oder blutige Stühle auftreten können. Der Allgemeinzustand der betroffenen Patienten mit mikroskopischer Kolitis ist meist nicht oder kaum eingeschränkt. Das Körpergewicht kann vermindert sein. Während CU und MC in der Regel durch typische Mukosaveränderungen (Aphthen, Ulcera, Hämorrhagien) auffallen, existiert ein ausgeprägter endoskopischer Befund der kollagenen Kolitis nicht. Die Diagnosestellung bzw. -sicherung erfolgt histologisch.

In der Literatur sind nur einzelne Fälle von Patienten mit mikroskopischer Kolitis berichtet, die später eine CU oder einen MC entwickelt haben. Umgekehrt gibt es kasuistische Mitteilungen von Patienten mit einer der beiden Erkrankungen, die im Verlauf eine mikroskopische Kolitis entwickelt haben (vgl. Übersicht [3]).

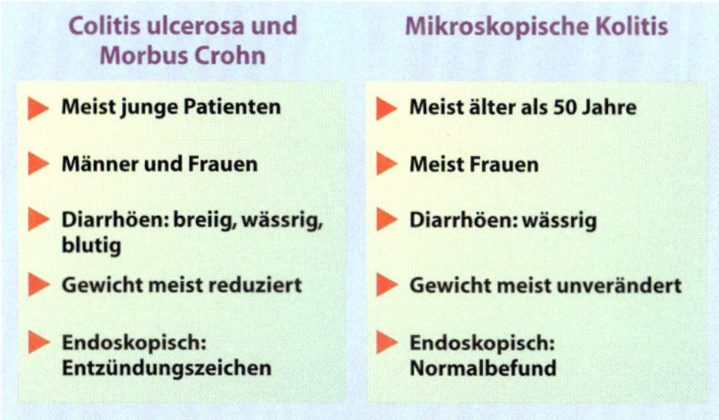

Abb. 5.2: Klassische CED vs. mikroskopische Kolitis: Patientencharakteristika.

5.3. Differenzialdiagnose

In der Differenzialdiagnose von wässrigen Diarrhöen ohne Gewichtsabnahme ist neben dem Reizdarmsyndrom vom Diarrhö-Typ und der weit verbreiteten Lactoseintoleranz die mikroskopische Kolitis zu berücksichtigen. Infektionen sollten natürlich ebenso ausgeschlossen sein wie eine NSAR/ASS-assoziierte Enterokolitis. Zu berücksichtigen bleibt ebenfalls die Zöliakie (= glutensensitive Enteropathie), die in der Initialphase (noch) nicht zu einer Gewichtsabnahme geführt haben muss (vgl. Kap. 4.).

Bei simultanem Auftreten von wässrigen Diarrhöen und krampfartigen Abdominalschmerzen kann die Abgrenzung von mikroskopischer Kolitis und Reizdarm anhand klinischer Kriterien problematisch sein [5]. 43 % der Patienten mit mikroskopischer Kolitis erfüllen die Rom-II-Kriterien [6].

In einer Metaanalyse betrug die gepoolte Prävalenz des Reizdarms bei Patienten mit mikroskopischer Kolitis 33,4 % (95 % CI: 31,5-40,6 %) und unterschied sich nicht-signifikant von der Prävalenz bei Patienten mit Diarrhöen (OR: 1,39; 95 % CI: 0,43-4,47) [7].

Eine weitere Metaanalyse zu dieser Fragestellung gibt die gepoolte Prävalenz des Reizdarmsyndroms mit 39,1 % (95 % CI: 22,8-56,6 %; I2: 97 %) an. Die Prävalenz des Reizdarms war bei lymphozytärer Kolitis mit 40,7 % höher als bei mikroskopischer Kolitis (28,4 %; p = 0,58). Umgekehrt wird die Prävalenz der mikroskopischen Kolitis bei funktionellen Darmbeschwerden mit 7 % (95 % CI: 3,6-11,4 %) angegeben und beträgt 9,8 % (95 % CI: 4,4-17,1 %) bei Reizdarm vom Diarrhö-Typ. Diese Prävalenz ist nicht-signifikant höher als bei Patienten mit Reizdarm vom Obstipations-Typ (1,3 %) bzw. Reizdarm vom Misch-Typ (1,9 %) [8].

Kane et al. entwickelten retrospektiv ein Scoring-System auf der Basis von 8 Variablen (weibliches Geschlecht, Alter >50, aktueller PPI-Konsum, aktueller NSAID-Konsum, Gewichtsverlust, Abdominalschmerzen, simultane Zöliakie, nächtliche Diarrhöen) und der Histologie als Goldstandard für die Diagnosestellung der mikroskopischen Kolitis [9]. Die Autoren folgern, dass der Score mit Sensitivität von 90,5 % und Spezifität von 45,5 % es ermöglicht, eine mikroskopische Kolitis auszuschließen und Kosten zu sparen.

Macaigne und Mitarbeiter [10] identifizierten bei 129 Patienten mittels Regressionsanalyse folgende Parameter, um die mikroskopischen Kolitiden von funktionellen Störungen zu diskriminieren: Alter > 50 Jahre, Auftreten nächtlicher Darmentleerungen, Gewichtsverlust, Dauer der Diarrhöen < 12 Monate, kürzlicher Therapiebeginn mit neuen Medikamenten und das Vorliegen einer Autoimmunerkrankung.

Zu Abgrenzung von mikroskopischer Kolitis und Reizdarmsyndrom wird in jedem Falle eine subtile Diagnostik empfohlen [6, 8, 11].

Literatur

1. Marshall JB, Singh R, Diaz-Arias AA: Chronic, unexplained diarrhea: are biopsies necessary if colonoscopy is normal. Am J Gastroenterol 1995;90:372-376

2. Miehlke S, Guagnozzi D, Zabana Y, Tontini GE, Fiehn AK, Wildt S, et al. European guidelines on microscopic colitis: United European Gastroenterology (UEG) and European Microscopic Colitis Group (EMCG) statements and recommendations. United European Gastroenterol J 2021;9:13–37

3. Pardi DS, Kelly CP. Microscopic colitis. Gastroenterology 2011;140:1155–1165

4. Mellander MR, Ekbom A, Hultcrantz R, Lofberg R, Ost A, Bjork J. Microscopic colitis: a descriptive clinical cohort study of 795 patients with collagenous and lymphocytic colitis. Scand J Gastroenterol 2016; 51: 556-562

5. Roth, B. and Ohlsson, B. Gastrointestinal symptoms and psychological well-being in patients with microscopic colitis. Scand J Gastroenterol 2013; 48: 27–34.

6. Abboud R, Pardi DS, Tremaine WJ et al. Symptomatic overlap between microscopic colitis and irritable bowel syndrome: a prospective study. Inflamm Bowel Dis 2013; 19: 550-553

7. Kamp EJ, Kane JS, Ford AC. Irritable bowel syndrome and microscopic colitis: systematic review and meta-analysis. Clin Gastroenterol Hepatol 2016; 14: 659-668 e1

8. Guagnozzi D, Arias A, Lucendo AJ. Systematic review with meta-analysis: diagnostic overlap of microscopic colitis and functional bowel disorders. Aliment Pharmacol Ther 2016; 43: 851-862

9. Kane JS, Rotimi O, Everett SM, Samji S, Michelotti F, Ford AC. Development and validation of a scoring system to identify patients with microscopic colitis. Clin Gastroenterol Hepatol 2015; 13: 1125-1131

10. Macaigne G, Lahmek P, Locher C, Lesgourgues B, Costes L, Nicolas MP, et al. Microscopic colitis or functional bowel disease with diarrhea: a French prospective multicenter study. Am J Gastroenterol 2014; 109: 1461-1470

11. Guagnozzi D, Arias A, Lucendo AJ. Systematic review with meta-analysis: diagnostic overlap of microscopic colitis and functional bowel disorders. Aliment Pharmacol Ther 2016;43:851–862

Pharmakologische Grundlagen von Glukokortikoiden

6. Pharmakologische Grundlagen von Glukokortikoiden

6.1. Wirkmechanismen

Der Einsatz von Glukokortikoiden erfolgt im Wesentlichen wegen ihrer antiinflammatorischen Effekte. Die konventionellen Glukokortikoide werden nach oraler Gabe überwiegend im oberen Dünndarm rasch resorbiert, gelangen ins Plasma und schließlich ins Zytoplasma der Zielzelle. Hier entfalten sie genomisch oder nicht-genomisch ihre Rezeptor-vermittelte Wirkung. Darüber hinaus bewirken höhere Dosen der Substanzen unspezifische Effekte wie z.B. Membranstabilisierung.

Der Glukokortikoid-Rezeptor (GR) beim Menschen besteht aus ca. 770 Aminosäuren und kann in drei Hauptdomänen eingeteilt werden. Der GR ist zytoplasmatisch mit zwei Molekülen des Hitze-Schock-Proteins 90 assoziiert. Wird der GR von einem Glukokortikoid besetzt, so kommt es zu einer Konformationsänderung des GR und temperaturabhängig zur Dissoziation des Komplexes aus GR und Hitze-Schock-Protein. Der aktivierte GR kann in den Zellkern übertreten und die Gentranskription modulieren. Es wird geschätzt, dass bis zu 100 Gene durch Glukokortikoide reguliert werden [1, 2]. Beispielsweise führt die Bindung des GR an DNA im Zellkern zur Synthese von Lipocortin. Lipocortin hemmt seinerseits direkt die Phospholipase A_2 und somit die Endprodukte der Arachidonsäurekaskade (Prostaglandine, Leukotriene, Plättchen-aktivierender Faktor). Andere Reaktionsmöglichkeiten sind die direkte Protein-Protein-Interaktionen oder die Bindung des Liganden an einen membranständigen Rezeptor [3]. Die Bindung an bestimmte DNA-Elemente, sog. Glucocorticoid Responsive Elements (GRE), führt zu divergierenden Effekten auf die Gentranskription im Sinne einer gleichzeitigen Hemmung und Aktivierung.

Für die Behandlung entzündlicher Darmerkrankungen ist vor allem die Interaktion mit den Zellen und Mediatoren von Bedeutung, die innerhalb der Entzündungskaskade eine relevante Rolle spielen [4-6].

6.2. Pharmakodynamik

- Abnahme der Lymphozyten (insbes. T-Lymphozyten)
- Abnahme der Monozyten/Makrophagen
- Abnahme der Prostaglandin-Produktion
- Hemmung der ICAM-1-Produktion
- Reduktion der Histamin-vermittelten Permeabilitätsseigerung
- Hemmung proinflammatorischer Zytokine (z.B. IL-1, IL-2, IL-6, TNF-α)

Tab. 6.1: Interaktion von Glukokortikoiden mit Zellen und Mediatoren der Entzündungskaskade.

Da der Glukokortikoid-Rezeptor jedoch in nahezu allen Geweben vorhanden ist, lassen sich bei Glukokortikoiden mit hoher systemischer Bioverfügbarkeit erwünschte Wirkungen nicht von unerwünschten Wirkungen dissoziieren (☞ Abb. 6.1).

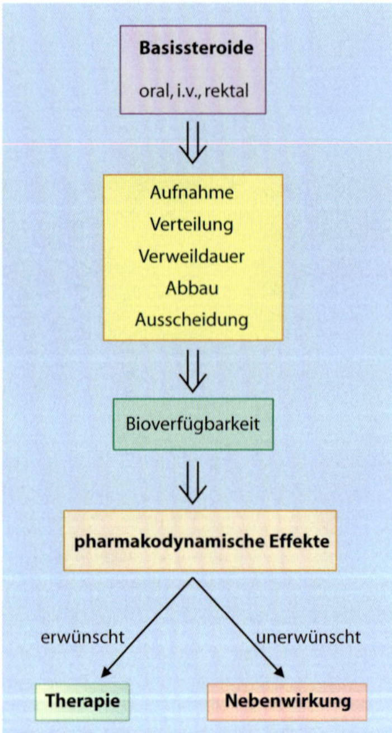

Abb. 6.1: Pharmakodynamische Effekte von Glukokortikoiden.

Neutrophile Granulozyten

Glukokortikoide führen nach oraler oder parenteraler Applikation zu einem ca. zwei- bis dreifachen Anstieg der zirkulierenden neutrophilen Granulozyten, während die Zahl zirkulierender Monozyten, Lymphozyten, Eosinophiler und Basophiler abfällt [7, 8]. Es wird diskutiert, dass eine vermehrte Freisetzung von Neutrophilen aus dem Knochenmark und eine verminderte Migration aus der Zirkulation hierfür verantwortlich sind [8, 9, 10].

Lymphozyten

Die Abnahme der Lymphozyten des peripheren Blutes nach Glukokortikoidgabe entspricht einer Umverteilung von Lymphozyten in lymphatische Organe wie z.B. Milz, Lymphknoten und Ductus thoracicus [10]. Der hemmende Effekt auf T-Lymphozyten ist stärker ausgeprägt als auf B-Lymphozyten, was im Wesentlichen dem Einfluss auf T-Helfer-Zellen entspricht [11].

Monozyten, Makrophagen

Glukokortikoide führen zu einer deutlichen Verminderung der Monozyten bzw. Makrophagen des peripheren Blutes durch Umverteilung [12] und zu einer Hemmung der Makrophagen-abhängigen Prostaglandinproduktion [13].

Adhäsionsmoleküle, Endothelzellen

Die Interaktion von Leukozyten und Endothelzellen wird vermittelt durch Adhäsionsmoleküle (ICAM-1, ELAM-1 bzw. VCAM-1). Glukokortikoide hemmen die erhöhte Expression von ICAM-1 durch Makrophagen bzw. die Akkumulation von Leukozyten am Entzündungsort und reduzieren die Histamin-vermittelte Permeabilitätssteigerung [14, 15].

Zytokine

Glukokortikoide hemmen generell zahlreiche proinflammatorische Zytokine wie z.B. Interleukin-1 [16, 17] und Tumor-Nekrose-Faktor-α [18]. Sie hemmen ebenfalls die Expression von Interleukin-2 [19], Interleukin-6 [20] und Interleukin-8 [21]. Grundlage dieser Wirkungen ist die post-transkriptionelle Hemmung der m-RNA [22].

Bei den chronisch entzündlichen Darmerkrankungen Colitis ulcerosa und Morbus Crohn ist eine Hemmung der Freisetzung von Interleukin-1 aus der Kolonmukosa nach Inkubation mit Prednisolon beschrieben worden [23]. Braegger und Mitarbeiter [24] beschrieben eine Abnahme der Konzentration an Tumor-Nekrose-Faktor-α im Stuhl bei Kindern unter Glukokortikoidtherapie.

Eicosanoide

Die Synthese von Prostaglandinen und Leukotrienen ist speziell bei Colitis ulcerosa erhöht. Lauritsen und Mitarbeiter [25, 26] konnten in vivo den hemmenden Einfluss von Prednisolon – via Lipocortin – auf Prostaglandin E_2 und Leukotrien B_4 bei Patienten mit Colitis ulcerosa zeigen.

6.3. Budesonid

Budesonid wird mit Beclomethasondipropionat und Fluticason-dipropionat zu den topisch wirksamen Glukokortikoiden im engeren Sinne gezählt, die zum Teil in der topischen Therapie obstruktiver Atemwegserkrankungen als Dosieraerosole etabliert sind. Hydrocortisonthiopivalat ist ebenfalls durch lokale Schleimhauteffekte gekennzeichnet.

Global weisen diese Substanzen mit Ausnahme von Tixocortolpivalat eine hohe intrinsische Aktivität und eine hohe Lipophilie bei noch ausreichender Wasserlöslichkeit auf. Die Wirksamkeit bei Minimalkonzentrationen und die gute Verteilung bzw. Aufnahme im Zielgebiet sind wichtige Voraussetzungen für die topische Therapie chronisch entzündlicher Darmerkrankungen [27]. Die rasche Inaktivierung bei der Leberpassage und die hohe Eiweißbindung bzw. renale Clearance bedingen schließlich die Minimierung systemischer pharmakodynamischer Glukokortikoideffekte.

Im Unterschied zu den konventionellen Basissteroiden (Prednisolon, 6-Methylprednisolon) ergeben sich somit wichtige Eigenschaften der Substanzen, die für Therapie von Darmerkrankungen von Bedeutung sind (☞ Tab 6.2).

	Basis-steroide	Topische Steroide
RBA	⇓	⇑
Hepatische Elimination	⇓	⇑
Clearance	⇓	⇑
Eiweißbindung	⇓	⇑
Bioverfügbarkeit	⇑	⇓

Tab. 6.2: Pharmakologische Unterschiede zwischen Basissteroiden und topisch wirksamen Glukokortikoiden (RBA = Rezeptorbindungsaffinität; ⇑ = hoch; ⇓ = niedrig).

Insbesondere die Substitution in 17α- oder 16α-17α-Position des Glukokortikoidskeletts bedingt die drei wesentlichen Charakteristika topisch wirksamer Glukokortikoide: die hohe Rezeptorbindungsaffinität (RBA), die Aufnahme bzw. Verweildauer am Applikationsort und die Inaktivierung in der Leber [28, 29].

Budesonid ist ein nicht-halogeniertes Glukokortikoid, das aufgrund seiner chemischen Struktur als C16-C17α-Acetonid stark lipophil ist und durch eine im Vergleich zu Dexamethason (RBA = 100) sehr hohe Rezeptorbindungsaffinität (RBA = 845) gekennzeichnet ist [27]. Die Rezeptorbindungsaffinität ist ca. 20 x höher als von Methylprednisolon (RBA = 42).

Die Substanz liegt in seiner biologisch aktiven Form als C21-Alkohol vor (☞ Abb. 6.2). Die Verteilung ist mit 2,8-4,3 l/kg Körpergewicht im Vergleich zu den Basissteroiden wesentlich höher und weist auf eine hohe Gewebeaffinität hin [30, 31]. Annähernd 88 % des Budesonids sind an Albumin gebunden. Bei der ersten Leberpassage werden etwa 90 % des oral applizierten Budesonids durch das Cytochrom P450 inaktiviert [32, 33]. Es entstehen mit dem 6β-OH-Budesonid und 16α-OH-Prednisolon zwei Metabolite [34, 35], die weniger als 1 % der intrinsischen Aktivität von Budesonid aufweisen und somit kaum systemisch wirksam sind. Die hohe Plasma-Clearance von 1,2 l/min weist auf den raschen Metabolismus hin.

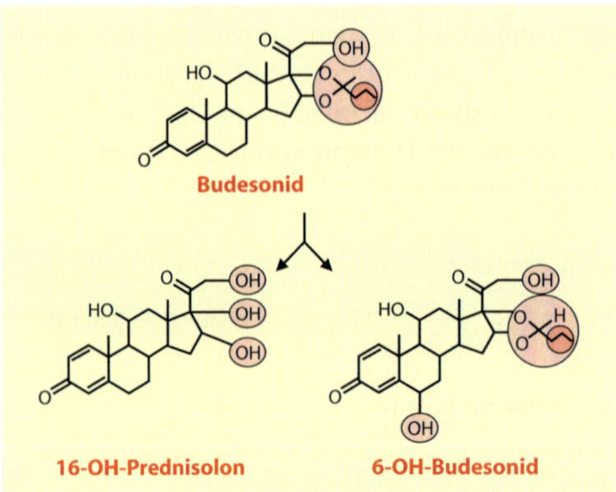

Abb. 6.2: Strukturformel von Budesonid und Metaboliten.

Abb. 6.3 verdeutlicht den unterschiedlichen Ansatz von Budesonid im Vergleich zu Standardkortison (z.B. Prednisolon). Während Prednisolon nach oraler Applikation rasch in die Blutbahn gelangt und über die rezeptorvermittelte Wirkung im gesamten Organismus pharmakodynamische Effekte entfaltet, wird oral verabreichtes Budesonid aufgrund der galenischen Zubereitung erst im Darmlumen (Ileum) freigesetzt. Aufgrund der hohen Verweildauer in der Schleimhaut sowie der hohen Rezeptorbindungsaffinität ist die Substanz gut geeignet, hier lokale Effekte zu erzielen. Budesonid gelangt über das Pfortaderblut zur Leber. Aufgrund des hohen First-pass-Effektes werden 90 % inaktiviert. Somit resultiert eine im Vergleich zu Prednisolon deutlich geringere Rate an unerwünschten systemischen Steroideffekten.

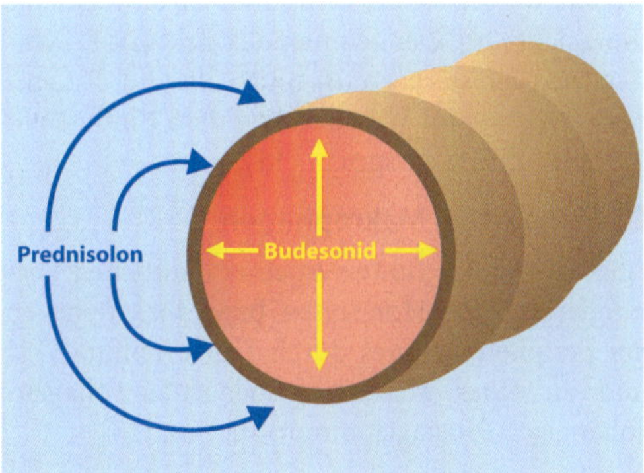

Abb. 6.3: Systemische vs. topische Steroidtherapie bei kollagener Kolitis.

In Anlehnung an die oral-topische Therapie mit Mesalazin wurden primär für die Behandlung des Morbus Crohn orale Applikationsformen entwickelt, die zu einer intraluminalen Wirkstofffreisetzung führen.

Die Budesonid-Präparate Budenofalk® 3 mg-Kapseln, Budenofalk® Uno 9 mg-Sachets und Entocort® 3 mg-Kapseln sind in Deutschland für die Behandlung der mikroskopischen Kolitis zugelassen.

Die Rationale für den Einsatz von Budesonid bei mikroskopischen Kolitis ist die hohe Verfügbarkeit des Steroids am Ort der lymphozytären Infiltration bzw. des Kollagenbandes.

In den Studien zur Akut-Therapie der kollagenen (bzw. lymphozytären) Kolitis wurde Budesonid in einer Tagesdosis von 9 mg sowohl als Einmalgabe (1 x 9 mg) als auch als Mehrfachgabe (3 x 3 mg) verabreicht. Klinische Vergleichsstudien bei Patienten mit mikroskopischer Kolitis liegen zu dieser Fragestellung nicht vor.

Eine kürzlich publizierte kontrollierte, doppelblinde Therapiestudie zur Behandlung des akuten Morbus Crohn mit Budesonid (Tagesdosis 9 mg) im Vergleich zu Mesalazin (4,5 g/d) lässt bei dieser Entität keinen Unterschied hinsichtlich der beiden untersuchten Dosierungsintervalle (1 x 9 mg vs. 3 x 3 mg) erkennen [37].

Fazit

Aufgrund der hohen lokalen Wirksamkeit einerseits und der raschen systemischen Inaktivierung andererseits scheinen topisch wirksame Glukokortikoide in pharmakologischer Hinsicht gut geeignet für die *lokale* Behandlung chronisch entzündlicher Darmerkrankungen mit dem Ziel, systemische Glukokortikoideffekte zu minimieren.

Literatur

1. Brattsand, R., Overview of newer glucocorticosteroid preparations for IBD. In : Williams, C.N. (ed.), Trends in Inflammatory Bowel Disease. Kluwer Academic Publishers, Dordrecht, Boston, London: 1991;241-252

2. Hochhaus, G., Derendorf, H. Möllmann, H.W., Barth, J., Hochhaus, R., Pharmacodynamic aspects of glucocoticoid action. In: May, B., Möllmann, H.W. (eds.), Glucocorticoid therapy in chronic inflammatory bowel disease. Kluwer Academic Publishers; Dordrecht, Boston, London: 1996;61-79

3. Müller M., Renkawitz, R., The glucocorticoid receptor. Biochem Biophys Acta 1991;1088:171-182

4. Kuritzkes, R.A., Shanahan, F., Corticosteroid therapy. In: Gitnick, G. (ed.), Inflammatory bowel disease. Diagnosis and treatment. IGAKU-SHOIN, New York, Tokyo: 1991;299-321

5. Parente, L., Mugridge, K.G., Glucocorticoids and gastrointestinal inflammation. In: Wallace J.L. (ed.), Immunopharmacology of the gastrointestinal system. Academic Press Limited: 1993;169-184

6. Andus, T., Targan, S.R., Glucocorticoids. In : Targan, S.R., Shanahan, F. (eds.), Inflammatory bowel disease. From bench to bedside. Williams & Wilkins, Baltimore: 1994;487-502

7. Boseila, A.W., Hormonal influence on blood and tissue basophilic granulocytes. Ann NY Acad Sci 1963; 103:394-408

8. Mishler, J.M., Benedict, C.R., Dexamethasone-induced neutrophilia. Negative correlation with increased plasma adrenaline concentrations. Experentia 1987; 34: 259 -260

9. Cupps, T.R., Fauci, A.S., Corticosteroid-mediated immunoregulation in man. Immunol Rev 1982; 65: 133 - 155

10. Bloemena, E., Weinreich, S., Schellekens, P.T., The influence of prednisolone on the recirculation of peripheral blood lymphocytes in vivo. Clin Exp Immunol 1990;80: 460-466

11. Verbrüggen, G., Herman, L., Ackerman, C., Mielants, H., Veys, E.M., The effect of low doses of prednisolone on T-cell subsets in rheumatoid arthritis. Int J Immunopharmacol 1987;9:61-67

12. Thompson, J., van Furth, R., The effect of glucocorticosteroids on the kinetics of mononuclear phagocytes. J. Exp Med 1970;131:429-442

13. Werb, Z., Biochemical actions of glucocorticoids on macrophages in culture. Specific inhibition of elastase, collagenase, and plasminogen activator secretion and effects on other metabolic functions. J Exp Med 1978;147: 1695-1712

14. Wiiliams, T.J., Yarwood, H., Effect of glucocorticoids on microvascular permeability. Am Rev Respir Dis 1990; 141: S39-S43

15. Watanabe, M., Yagi, M., Omata, M., Stimulation of neutophil adherence to vascular endothelial cells by histamine and thrombin and its inhibition by PAF antagonists and dexamethas one. Br J Pharmacol 1991;102:239-245

16. Lee, S.W., Tsou, A.-P., Chad, H., Thomas, J., Petrie, K., Eugui, E.M., Allison, A.C., Glucocorticoids selectively inhibit the transcription of the interleukin 1β gene and decrease the stability of interleukin 1β mRNA. Proc Natl Acad Sci U.S.A. 1988;85:1204-1208

17. Lew, W., Oppenheim, J.J., Matsushima, K., Analysis of the suppression of IL-1α and IL-1β production in human peripheral blood mononuclear adherent cells by a glucocorticoid hormone. J Immunol 1988;140:1895-1902

18. Beutler, B., Cerami, A., Cachektin and tumor necrosis factor as two sides of the same biological coin. Nature 1986;320:584-588

19. Smith, K.A., T-cell growth factor. Immunol Rev 1980;51: 337-357

20. Helfgott, D.C., May, L.T., Sthoeger, Z., Tamm, I., Segal, P.B., Bacterial lipopolysaccharide´(endotoxin) enhances expression and secretion of β_2 interferon by human fibroblasts. J Exp Med 1987;166:1300-1309

21. Mukaida, N., Shiroo, M., Matsushima, K., Genomic structure of the human monocyte-derived neutrophil chemotactic factor IL-8. J Immunol 1989;143:1366-1371

22. Tobler, A., Meier, R., Seitz, M., Dewald, B., Baggiolini, M., Fey, F.F., Gluococorticoids downregulate gene

expression of GM-CSF, NAP-1/Il-8 and Il-6, but not M-CSF in human fibroblasts. Blood 1992;79:45-51

23. Rachmilewitz, D., Eliakim, R., Simon, P., Ligumsky, M., Karmeli, F., Cytokines and platelet-activating factor in human inflamed colonic mucosa. Agents Actions Suppl. 1992;36:C32-C36

24. Braegger, C.P., Nichols, S., Murch, S.H., Stephens, S., McDonald, T.T., Tumor necrosis factor alpha in stool as a marker of intestinal inflammation. Lancet 1992;338: 89 -91

25. Lauritsen, K., Laursen, L.S., Bukhave, K., Rask-Madsen, J., Effects of topical 5-aminosalicylic acid and prednisolone on prostaglandin E_2 and leukotriene B_4 levels determined by equilibrium in vivo dialysis of rectum in relapsing ulcerative colitis. Gastroenterology 1986; 91: 837-844

26. Lauritsen, K., Staerck Laursen, L., Bukhave, K., Rask-Madsen, J., In vivo effects of orally administered prednisolone on prostaglandin and leukotriene production in ulcerative colitis. Gut 1987;28:1095-1099

27. Möllmann, H.W., Hochhaus, G., Tromm, A., Barth, J., Bigalke, C., May, B., Möllmann, A.C., Schwegler, U., Derendorf, H., Tunn, S., Krieg, M., Topical use of steroids in gastroenterology. In: Schölmerich, J., Kruis, W., Goebell, H., Hohenberger, W., Gross, V. (eds.), Inflammatory bowel diseases - pathophysiology as basis of treatment. Kluwer Academic Publishers, Dordrecht, Boston, London: 1993;343-349

28. Möllmann, H.W., Pharmacological basis for the use of non-systemic oral and rectal steroids in IBD. In: Tytgat, G.N.J., Bartelsmann, J.F.W.M., van Deventer, S.J.H. (eds), Inflammatory Bowel Diseases. Kluwer Academic Publishers, Dordrecht, Boston, London: 1995;633-646

29. Brattsand, R., Steroid development: a case of enhanced selectivity for the bowel wall. In: Jewell, D.P., Rutgeerts, P. (eds.), Reviewing steroids in the treatment of IBD. Res. Clin. Forums. 1993;15:17-31

30. Edsbäcker, S., Johansson, S.-A., Correlation between kinetic properties and clinical safety of budesonide enema (abstract). Abstracts of the World Congress of Gastroenterology, Sydney 1990, The Medicine Group (UK) Ltd., Abingdon: 1990;PD 56

31. Ryrfeldt, A., Andersson, P., Edsbäcker, S., Tönnesson, M., Davies, D., Paulwels, R., Pharmacokinetics and metabolism of budesonide, a selective glucocorticoid. Eur. J. Resp. Dis. 1982;63(suppl. 122):86-95

32. Edsbäcker, S., Anderson, P., Lindberg, C., Paulson, J., Ryrfeldt, A., Thalen, A., metabolic acetal splitting of budesonide - a novel inactivation pathway for topical glucocorticoids. Drug Metab. Dispos. 1987;15:651-655

33. Jönsson, G., Astrom, A., Andersson, P., Budesonide is metabolized by cytochrome P450 (CYPA3A) enzymes in human liver. Drug Metab. Dispos. 1995;23:137-142

34. Edsbäcker, S., Jönsson, S., Lindberg, C., Ryrfeldt, A., Thalen, A., Metabolic pathways of the topical glucocorticoid budesonide in man. Drug Metab. Dispos. 1983;11: 590-596

35. Edsbäcker, S., Studies on the metabolic fate and human pharmacokinetics of budesonide. Thesis, Lund University, Sveden (1986)

36. Möllmann HW, Barth J, Hochhaus G, Möllmann AC, Derendorf H, Tromm A: Principles of topical versus systemic corticoid treatment in inflammatory bowel disease. In Möllmann HW, May B (eds): Glucocorticoid therapy in chronic inflammatory bowel disease. Kluwer Academic Publishers. Dordrecht - Boston - London, 1996;42-60

37. Tromm A, Bunganic I, Tomsová E, et al. Budesonide 9 mg is at least as effective as mesalamine 4.5 g in patients with mildly to moderately active Crohn's disease. Gastroenterology. 2011;140:425-434

Therapie

7. Therapie

Die Therapie der mikroskopischen Kolitis orientiert sich an dem Schweregrad der Symptome, dem Leidensdruck des Patienten (☞ Kap. 7.4. Lebensqualität) und der Verfügbarkeit von Effektivitätsdaten aus randomisierten, kontrollierten Studien. Das primäre Therapieziel ist die Induktion einer klinischen Remission und die Verbesserung bzw. Normalisierung der Lebensqualität. Bei Patienten mit rezidivierender Krankheitsaktivität sollte eine effektive Remissionserhaltung angestrebt werden. Ob eine histologische Remission für das langfristige Management der Erkrankung von Bedeutung ist, ist gegenwärtig unklar.

7.1. Evidenzbasierte Therapie mit Budesonid

Budesonid ist bislang die einzige Substanz, deren Wirksamkeit in der Remissionsinduktion und Remissionserhaltung der kollagenen Kolitis und in der Remissionsinduktion der lymphozytären Kolitis überzeugend belegt ist. Bereits Ende der 90er Jahre wiesen erste Pilotstudien auf eine hohe Effektivität des topischen Glukokortikoids Budesonid in der Behandlung der kollagenen Kolitis hin [1, 2]. Mittlerweile liegen insgesamt 10 randomisierte placebokontrollierte Studien [3-10, 32, 33] und Metaanalysen [11, 12] zur Therapie der kollagenen und lymphozytären Kolitis mit Budesonid vor.

7.1.1. Kollagene Kolitis

Die placebokontrollierten Therapiestudien zur Remissionsinduktion der kollagenen Kolitis [3-5, 33] belegen eindrucksvoll sowohl in der *Per-Protokoll-* als auch in der *Intention-to-Treat-*Analyse hinsichtlich der klinischen Remissionsrate den signifikanten Vorteil von Budesonid gegenüber Placebo (☞ Abb. 7.1).

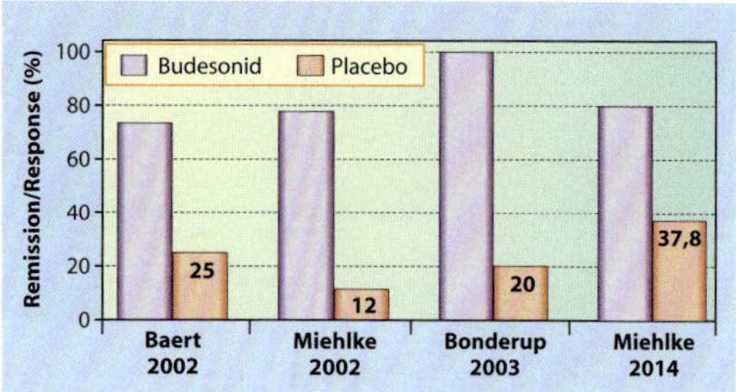

Abb. 7.1: Remissionsinduktion bei kollagener Kolitis mit Budesonid 9 mg/Tag für 6-8 Wochen.

Bei 61 % der Patienten ging die klinische Remission auch mit einer Besserung des histologischen Befundes einher. Diese Ergebnisse stehen im Einklang mit zwei weiteren Studien aus Belgien und Dänemark [4, 5]. In einer aktuellen Cochrane-Analyse zur Therapie der kollagenen Kolitis wurde auf der Basis dieser Studien berechnet, dass die Odds-Ratio (OR) für ein klinisches Ansprechen auf eine Therapie mit Budesonid bei 12,3 (95 % CI 5,5-27,5) liegt entsprechend einer *Number-needed-to-treat* (NNT) von 2 Patienten [11]. Dieses unterstreicht die hohe Effektivität dieser Therapie.

In einer *Post-hoc*-Analyse wurden die Daten der Arbeitsgruppe von Miehlke weiterhin daraufhin untersucht, wie schnell Patienten mit kollagener Kolitis auf eine Therapie mit Budesonid ansprechen [14]. Betrachtet man alle Patienten, die unter der Budesonid-Therapie eine klinische Remission erzielten (n=39), waren nach 2 Wochen 59 % der Patienten in klinischer Remission. Nach 6 Wochen stieg die klinische Remissionsrate auf 84,6 % weiter an. Diese Daten belegen, dass unter einer Budesonid-Therapie zwar bei ca. 2/3 der Patienten schnell eine klinische Remission erreicht werden kann, von einer Fortsetzung der Therapie aber noch ca. weitere 25 % profitieren. Auch die Studie von Baert et al. [4] untersuchte die Zeit bis zum Ansprechen auf eine Budesonid-Therapie und konnte ebenfalls zeigen, dass die meisten Patienten nach zwei Wochen in klinischer Remission waren. Über den Langzeitverlauf von Patienten, die nach einer Budesonid-Therapie eine klinische Remission erzielen, gab es bisher nur wenige Daten. Eine weitere wichtige Untersuchung war daher die Langzeit-Nachbeobachtung von Patienten, die nach der Budesonid-Therapie eine klinische Remission erzielten. Die kumulative Rezidivrate betrug in der Studienpopulation von Miehlke et al. 61 %, die Zeit bis zum Rezidiv lag im Mittel bei 10 Wochen [15]. Ähnliche Rezidivraten wurden auch von Baert et al. [4] und Bonderup et al. [5] berichtet.

Die hohen Rezidivraten nach Beendigung einer Budesonid-Therapie legen nahe, dass für einen Großteil der Patienten eine Langzeitstrategie erforderlich ist. Aus diesem Grunde hat die Arbeitsgruppe um Miehlke eine multizentrische, doppelblinde, placebokontrollierte Studie durchgeführt, in der die Effektivität einer Langzeit-Therapie mit Budesonid 6 mg gegen Placebo über 6 Monate untersucht wurde [6]. Insgesamt konnten 51 Patienten in die Studie eingeschlossen werden. Nach 6 Monaten lagen die Remissionsraten für Budesonid bei 74 % und für Placebo bei 35 %. Eine zweite, fast identisch konzipierte Studie von Bonderup und Mitarbeitern aus Dänemark kam zu vergleichbaren Remissionsraten [7]. Eine kombinierte post-hoc-Analyse dieser beiden Studien hat ergeben, dass durch die remissionserhaltende Therapie mit Budesonid 6 mg täglich die Zeit bis zum Rezidiv signifikant verlängert wird (146 vs. 51 Tage) und signifikant mehr Patienten (71 % vs 25 %) nach 6 Monaten in Remission waren (☞ Abb. 7.2) [16]. In einer aktuellen Cochrane-Metaanalyse wurden auf Grundlage dieser beiden Studien eine OR von 8.8 und eine NNT von 2 errechnet, was die Effektivität von Budesonid in der Erhaltungstherapie kollagener Kolitis ebenfalls deutlich unterstreicht [10].

In einer aktuellen großen multinationalen doppelblinden, plazebokontrollierten Studie wurde untersucht, inwieweit eine niedrigdosierte Budesonid-Therapie von 4,5 mg in der Lage ist, Patienten über 12 Monate in klinischer Remission zu halten [32]. Patienten mit symptomatischer kollagener Kolitis wurden in einer offenen Therapie mit 9 mg Budesonid in Remission gebracht, bevor sie randomisiert, placebokontrolliert und doppelblind umtägig mit 6 mg und 3 mg Budesonid (durchschnittlich 4,5 mg Budesonid täglich) im täglichen Wechsel über 12 Monate weiterbehandelt wurden. Insgesamt 92 Patienten wurden in die Studien eingeschlossen. Die Remissionsrate nach 12 Monaten betrug in der Budesonidgruppe 61,4 %, in der Placebogruppe 16,7 % ($p < 0{,}001$). Nach Absetzen der Therapie erlitten innerhalb von 6 Monaten 84 % in der Budesonidgruppe ein klinisches Rezidiv. Zusammenfassend ist somit auch niedrigdosiertes Budesonid effektiv in der Remissionserhaltung von Patienten mit kollagener Kolitis [32].

Es war bisher nicht bekannt, ob es Risikofaktoren gibt, die einen rezidivierenden Verlauf der kollagenen Kolitis begünstigen. In der multivariaten *Post-hoc*-Analyse der randomisierten Studien aus Deutschland und Dänemark [3, 5-7] konnte gezeigt werden, dass die Dauer der Diarrhöanamnese (OR 3,56), die Stuhlfrequenz (OR 2,49) und die Kollagenbanddicke vor Therapiebeginn (2,67) mit einem erhöhten Risiko für ein klinisches Rezidiv assoziiert sind [16]. Die Kenntnis dieser Risikofaktoren könnte zukünftig hilfreich sein, um zu entscheiden, welche Patienten von vornherein von einer remissionserhaltenden Therapie mit Budesonid profitieren.

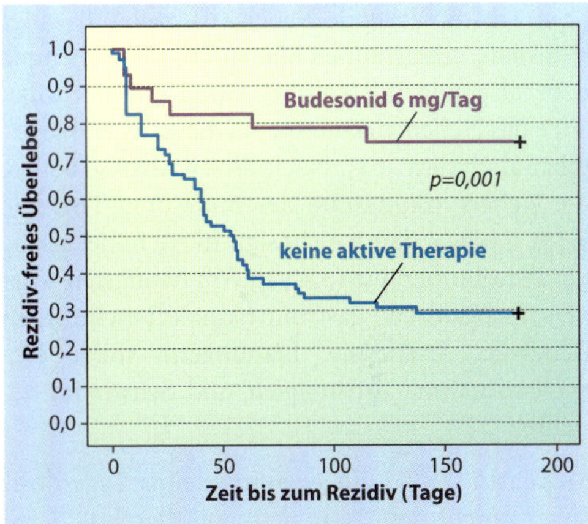

Abb. 7.2: Remissionserhaltung bei kollagener Kolitis mit Budesonid 6 mg/Tag für 6 Monate.

7.1.2. Lymphozytäre Kolitis

Die Therapie der lymphozytären Kolitis war bislang rein empirisch. Da insbesondere für die lymphozytäre Kolitis hohe spontane Remissionsraten beschrieben wurden, sind für die Evaluierung effektiver Therapieoptionen placebokontrollierte Studien erforderlich. Basierend auf der hohen Effektivität der Budesonid-Therapie bei kollagener Kolitis war das Ziel der Studie von Miehlke und Mitarbeitern [8], erstmals placebokontrolliert die Effektivität und Verträglichkeit von Budesonid bei Patienten mit lymphozytärer Kolitis zu untersuchen. Bei guter Verträglichkeit konnten in dieser Studie sowohl nach 3 als auch nach 6 Wochen signifikant höhere Remissionsraten in der Budesonid-Gruppe im Vergleich zu Placebo nachgewiesen werden (☞ Abb. 7.3). Die Remissionsrate von 81 % nach 6 Wochen entspricht den Erfahrungen bei kollagener Kolitis, allerdings lag die Placeborate in dieser Studie mit über 40 % deutlich höher. Ähnlich dem Verlauf der kollagenen Kolitis zeigen auch die Patienten mit lymphozytärer Kolitis eine kumulative Rezidivrate von 43 % innerhalb von 8 Wochen nach Beendigung der Budesonid-Therapie.

Die hohe Effektivität von Budesonid in der Remissionsinduktion der lymphozytären Kolitis wurde durch weitere placebokontrollierte Studien von Pardi und Mitarbeitern der Mayo-Klinik [9] und Miehlke et al. [10] sowie in einer aktuellen Metaanalyse bestätigt [12].

Die Therapie mit Budesonid ist gut verträglich ohne schwerwiegende Nebenwirkungen. In einer aktuellen, umfassenden Metaanalyse zur Therapie der kollagenen und lymphozytären Kolitis wurden auch das Nebenwirkungsprofil dieser Therapie explizit analysiert [13]. Nach dieser Analyse betrug die Nebenwirkungsrate der Budesonid-Therapie 5,3 % und war damit nicht signifikant höher als die der Placebotherapie (3,4 %). Am häufigsten wurden unspezifische gastrointestinale Beschwerden (Übelkeit, Dyspepsie, Blähungen), milde Gewichtszunahme, Arthralgien und Schwindel berichtet.

Mesalazin (26 %) hingegen ist in einer Tagesdosis von 3 g nicht signifikant besser als Placebo (21 %) in der Akuttherapie der lymphozytären Kolitis und signifkant 1x 9 mg Budesonid (68 %) unterlegen [10].

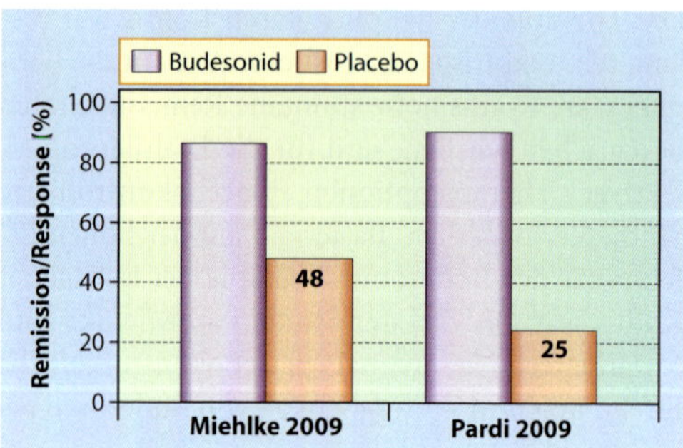

Abb. 7.3: Remissionsinduktion bei lymphozytärer Kolitis mit Budesonid 9 mg/Tag für 6-8 Wochen.

7.2. Empirische Therapieansätze

Ein kausales Therapieprinzip zur Behandlung der mikroskopischen Kolitis auf der Basis pathogenetischer Überlegungen existiert bislang nicht. In der Vergangenheit wurden daher neben Budesonid auch eine Vielzahl anderer Substanzen weitgehend empirisch in der Behandlung von Patienten mit mikroskopischer Kolitis eingesetzt, die zum Teil auch heute noch in der klinischen Praxis Anwendung finden (☞ Tab. 7.1). Der genaue Stellenwert dieser Substanzen ist jedoch weitgehend unklar bzw. widerlegt, da sie größtenteils nicht in placebokontrollierten Studien geprüft wurden bzw. in solchen Studien keinen Benefit gezeigt haben.

Medikamentös
• Loperamid • Olsalazin • Cholestyramin • Wismutsubsalizylat • Weihrauchextrakt • Probiotika (Lactobacillus, E. coli Nissle 1917) • Prednisolon • Antibiotika (Metronidazol, Tetrazyklin) • Immunsuppressiva (Azathioprin, Methotrexat) • Octreotid • Biologika (Infliximab, Adalimumab, Vedolizumab)
Chirurgisch
• Ileostomie • Kolektomie

Tab. 7.1: Übersicht bisher weitgehend empirischer Therapieansätze bei kollagener und lymphozytärer Kolitis.

Antidiarrhoika wie Loperamid werden häufig in der symptomatischen Behandlung der mikroskopischen Kolitis eingesetzt. Retrospektive Studien deuten auf einen gewissen Effekt hin, allerdings wird nur selten eine klinische Remission erreicht [17, 18]. Zudem ist ein Effekt auf die Inflammation der Kolonmukosa unwahrscheinlich.

5-Aminosalicylsäure (5-ASA) wie Mesalazin wirkt lokal antiinflammatorisch durch eine Hemmung der Leukotrien-Synthese und durch Neutralisation entzündungsfördernder freier Radikale in der Kolonschleimhaut. In einer randomisierten Untersuchung konnte durch eine 6-monatige Therapie mit Mesalazin oder Mesalazin plus Cholestyramin bei über 80 % der Patienten mit kollagener oder lymphozytärer Kolitis eine Remission erzielt werden [19]. Die Bewertung dieser Ergebnisse ist allerdings aufgrund des Fehlens einer Placebogruppe problematisch.

In einer placebokontrollierten Studie von Miehlke und Mitarbeitern wurde untersucht, inwieweit Mesalazin bei kollagener Kolitis wirksam ist [33]. Patienten mit kollagener Kolitis wurden randomisiert mit Budesonid 1x 9 mg/Tag oder Mesalazin 1x 3 g/Tag oder Placebo behandelt. Nach 8 Wochen betrug die Remissionsrate unter Budesonid 80 %, unter Mesalazin 44 % und unter Placebo 59,5 %. In der per Protokoll behandelten Gruppe erreichten das Therapieziel ≤ 3 Stühle/Tag plus weniger als ein wässriger Stuhl/Tag 84,6 % der mit Budesonid behandelten Patienten, 44,4 % der mit Mesalazin behandelten Patienten sowie 42,4 % der mit Placebo behandelten Patienten. Die kontrollierte Studie belegt zum wiederholten Mal die Wirksamkeit von Budesonid bei der kollagenen Kolitis, zeigt aber auch, dass Mesalazin entgegen verschiedener Fallberichte bei kollagener Kolitis nicht wirksam ist [33].

Prednisolon wurde in einer kleinen placebokontrollierte Studie untersucht, die bei einer täglichen Dosis von 40 mg über 2 Wochen keine Effektivität nachweisen konnte [20]. Wismutsubsalizylat hat in einer kleinen placebokontrollierten, allerdings nie voll publizierten Studie eine Wirksamkeit bei mikroskopischer Kolitis gezeigt [21]. Wismutsubsalizylat ist in vielen europäischen Ländern aufgrund von Toxizitätsbedenken nicht verfügbar.

Auch für Probiotika und andere alternative Therapieansätze liegen bislang keine überzeugenden Wirksamkeitsdaten vor. Eine probiotische Therapie mit *Lactobacillus acidophilus* LA-5 und *Bifidobacterium animalis subspp. lactis* BB12 (AB-Cap-10) über 12 Wochen hat in einer randomisierten Doppelblindstudie keinen Vorteil gegenüber Placebo gezeigt [22].

Boswellia-serrata-Extrakt (Weihrauchextrakt) verfügt über entzündungshemmende Eigenschaften, insbesondere durch Hemmung der Leukotriensynthese. Bei verschiedenen chronisch-entzündlichen Erkrankungen wie der Rheumatoid-Arthritis, der Colitis ulcerosa, dem Morbus Crohn und dem Asthma bronchiale konnte zum Teil auch in placebokontrollierten Studien eine gewisse Effektivität von Weihrauchextrakt gezeigt werden. Madisch und Mitarbeiter untersuchten daher in einer placebokontrollierten Studie den Einfluss von hochdosiertem Boswellia-serrata-Extrakt bei 31 Patienten mit kollagenen Kolitis [23]. Die Studie konnte mit einer Remissionsrate in der ITT-Analyse von 44 % nach Weihrauchextrakt und 27 % nach Plazebo allerdings keinen überzeugenden Wirksamkeitsnachweis erbringen.

In einer Pilotstudie wurde der Einfluss von E. coli Nissle 1917 auf die Stuhlfrequenz und Konsistenz bei 14 Patienten mit kollagener Kolitis untersucht [24]. Nach einer Therapiedauer von 4-18 Wochen wurde bei 9 Patienten (64 %) ein klinisches Ansprechen mit einer statistisch signifikanten Reduktion der täglichen Stuhlfrequenz von 7,6 auf 3,7 beobachtet. Auch diese vielversprechenden Ergebnisse müssen durch eine placebokontrollierte Studie überprüft werden, bevor verlässliche Rückschlüsse zur Wirksamkeit von E. coli Nissle 1917 bei kollagener Kolitis gezogen werden können.

Eine doppelblinde, placebokontrollierte 3-armige Studie zum Einsatz von E. coli Nissle 1917 bei Patienten mit kollagener Kolitis zum Remissionserhalt nach initialer Akut-Phasen-Therapie mit Budesonid und/oder E. coli Nissle 1917 musste wegen zögerlicher Rekrutierung vorzeitig abgebrochen werden, belegt aber im Trend den Nutzen des Probiotikums [31].

In kleineren Fallserien wurden über ein Ansprechen auf Immunsuppressiva wie Azathioprin oder Methotrexat bei Patienten mit steroidrefraktärer oder steroidabhängiger kollagenen Kolitis berichtet [25, 26]. Auch zur Therapie mit anti-TNF-α-Antikörpern liegen bereits erste positive kasuistische Erfahrungen bei therapierefraktären Patienten vor [27]. Auch wenn die Therapie mit Immunsuppressiva (z.B. Azathioprin) oder Biologika (TNF-Blocker, Vedolizumab) nicht durch kontrollierte Studien abgesichert ist, können diese Substanzen bei ausgewählten Patienten z.B. bei schwerem steroidrefraktärem Verlauf erwogen werden [30].

In einzelnen Fällen wurde auch eine erfolgreiche subtotale Kolektomie oder eine Ileostomie bei Patienten beschrieben, die auf medikamentöse Therapie nicht angesprochen haben [28, 29]. Angesichts der inzwischen verfügbaren effektiven medikamentösen Therapieoptionen stellt die chirurgische Therapie sicherlich eine *ultima ratio* dar, die allenfalls in seltenen Einzelfällen in Erwägung gezogen werden kann.

7.3. Therapiealgorithmus für die tägliche Praxis

In einer aktuellen UEG-Leitlinie der europäischen Arbeitsgruppe Mikroskopische Kolitis (EMCG) [30] wird auf der Basis der Evidenz ein Therapiealgorithmus vorgeschlagen, der in der Abb. 7.4 zusammengefasst ist.

Nach der Diagnosesicherung der mikroskopischen Kolitis entscheidet die Symptomatik über das weitere Vorgehen. Beschwerdefreie Patienten benötigen keine Therapie. Patienten mit akuter Symptomatik und somit aktiver mikroskopischer Kolitis erhalten unter Berücksichtigung von Risikofaktoren (Rauchen, NSAR, PPI) die zugelassene Standardtherapie mit Budesonid 9 mg für 6 bis 8 Wochen. Bei Ansprechen und Beschwerdefreiheit erfolgt ein Auslassversuch. Bei andauernder Beschwerdefreiheit ist keine weitere Therapie erforderlich. Bei Rezidiv der Beschwerden sollte nach erneuter Induktion der Remission mit 9 mg Budesonid die Langzeittherapie mit Budesonid 6 mg oder 3 mg versucht werden. Bei der Langzeittherapie sollte dabei auf die Kalzium- und Vitamin D3-Substitution geachtet werden. Bei Therapierefraktärität auf Budesonid kommen alternative probatorische oben genannte Therapien zum Einsatz. Diese betreffen Therapien mit Loperamid, Cholestyramin, Immuntherapien oder Biologika (Infliximab, Adalimumab, Vedolizumab, Azathioprin). Für diese Substanzen liegen lediglich Fallserien vor, placebokontrollierte Studien fehlen bisher. Chirurgische Eingriffe mit Anlage eines Ileostomas sind selektierten Patienten mit ausgeprägter und therapierefraktärer Symptomatik vorbehalten.

Bei initial fehlendem Ansprechen auf Budesonid sollte eine weiterführende Diagnostik durchgeführt werden.

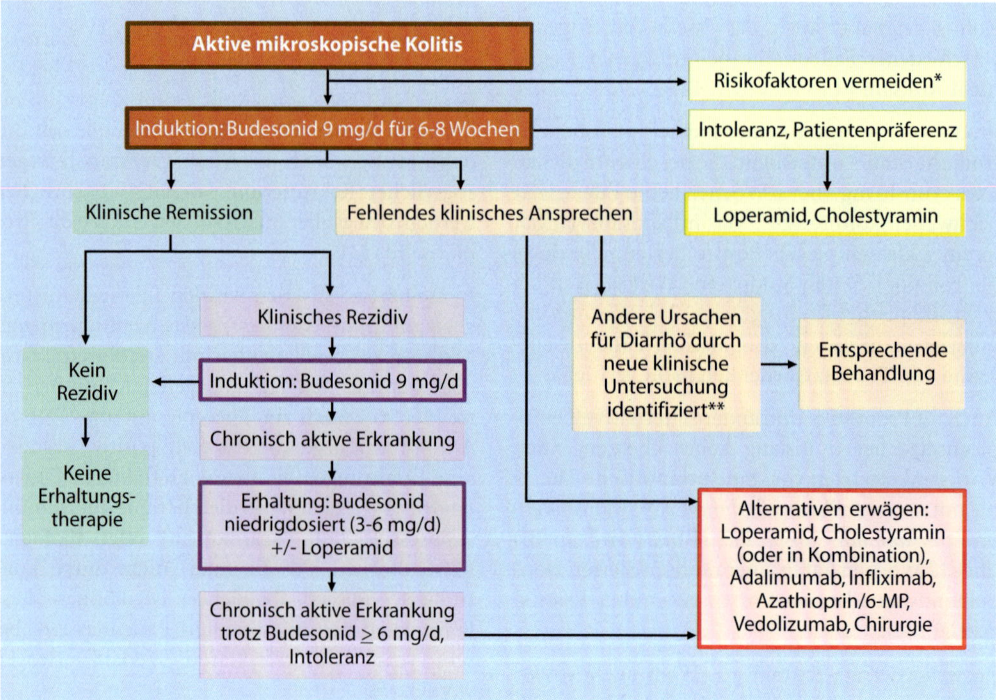

Abb. 7.4: Therapiealgorithmus für die Behandlung der mikroskopischen Kolitis [30]. *Rauchen, nicht-steroidale Antirheumatika, Protonenpumpenhemmer. **z.B. chologene Diarrhö, Zöliakie.

Zusammenfassung

Auf dem Boden der bislang verfügbaren Literatur kann festgehalten werden, dass Budesonid gegenwärtig die einzige Substanz ist, die für die Behandlung der kollagenen und lymphozytären Kolitis in randomisierten kontrollierten Studien adäquat geprüft wurde und eine hohe Wirksamkeit bei sehr guter Verträglichkeit gezeigt hat. Die möglichen negativen Auswirkungen auf den Knochenstoffwechsel bleiben zu berücksichtigen [34]. In einer konsentierten Empfehlung einer europäischen Expertengruppe wird Budesonid daher gegenwärtig als Therapie der Wahl sowohl in der Remissionsinduktion als auch in der Remissionserhaltung der mikroskopischen Kolitis empfohlen [30]. Bei Budesonid-Unverträglichkeit oder fehlendem Ansprechen auf Budesonid können im klinischen Alltag unter Berücksichtigung der klinischen Aktivität alternative Substanzen empirisch eingesetzt werden (☞ Abb. 7.4). Die zukünftige klinische Forschung sollte darauf abzielen, alternative Therapieoptionen zu Budesonid in adäquaten kontrollierten Studien zu identifizieren und die optimale Langzeitbehandlung von Patienten mit mikroskopischer Kolitis zu evaluieren.

Literatur

1. Tromm A, Griga T, Möllmann HW, May B, Müller KM, Fisseler-Eckhoff A. Budesonide for the treatment of collagenous colitis: first results of a pilot trial. Am J Gastroenterol 1999;94:1871-1875.

2. Delarive J, Saraga E, Dorta G, Blum A. Budesonide in the treatment of collagenous colitis. Digestion 1998;59: 364-366.

3. Miehlke S, Heymer P, Bethke B, Bästlein E, Meier E, Bartram HP, Wilhelms G, Lehn N, Dorta G, DeLarive J, Tromm A, Bayerdörffer E, Stolte M. Budesonide treatment for collagenous colitis - a randomized, double-blind, placebo-controlled, multicenter trial. Gastroenterology 2002;123;978-984.

4. Baert F, Schmit A, D'Haens G, Dedeurwaerdere F, Louis E, Cabooter M, De Vos M, Fontaine F, Naegels S, Schurmans P, Stals H, Geboes K, Rutgeerts P. Budesonide in collagenous colitis - a double-blind placebo-controlled trial with histological follow-up. Gastroenterology 2002;122:20-25.

5. Bonderup OK, Hansen JB, Birket-Smith L, Vestergaard V, Teglbjaerg PS, Fallingborg J. Budesonide treatment of collagenous colitis: a randomised, double blind, placebo controlled trial with morphometric analysis. Gut 2003;52:248-251.

6. Miehlke S, Madisch A, Bethke B, Morgner A, Kuhlisch E, Henker C, Vogel G, Andersen M, Meier E, Baretton G, Stolte Oral budesonide for maintenance treatment of collagenous colitis: a randomized, double-blind, placebo-controlled trial. Gastroenterology 2008;135:1510-1516.

7. Bonderup OK, Hansen JB, Teglbjaerg PS, Christensen LA, Fallingborg JF. Long-term budesonide treatment of collagenous colitis - a randomised, double-blind, placebo-controlled trial. Gut 2009;58:68-72.

8. Miehlke S, Madisch A, Karimi D, Wonschik S, Kuhlisch E, Beckmann R, Morgner A, Mueller R, Greinwald R, Seitz G, Baretton G, Stolte M. Budesonide is effective in treating lymphocytic colitis: a randomized double-blind placebo-controlled study. Gastroenterology 2009; 136:2092-2100.

9. Pardi DS, Loftus EV, Tremaine WJ, et al. A randomized, double-blind, placebo-controlled trial of budesonide for the treatment of active lymphocytic colitis. Gastroenterol 2009;136:A519.

10. Miehlke S, Aust D, Mihaly E, Armerding P, Böhm G, Bonderup O, Fernadez-Banares F, Kupcinskas J, Munck LK, Rehbehn K-U, Nacak T, Greinwald R, Münch A., BUG-1/LMC Study Group. Efficacy and safety of budesonide, vs mesalazine or placebo, as induction therapy for lymphocytic colitis. Gastroenterology. 2018;155: 1795–1804.e3.

11. Kafil TS, Nguyen TM, Patton PH, MacDonald JK, Chande N, McDonald JW. Interventions for treating collagenous colitis. Cochrane Database Syst Rev. 2017;11: CD003575.

12. Chande N, Al Yatama N, Bhanji T, Nguyen TM, McDonald JW, MacDonald JK. Interventions for treating lymphocytic colitis. Cochrane Database Syst Rev. 2017;7:CD006096.

13. Stewart MJ, Seow CH, Storr MA. Prednisolone and budesonide for short- and long-term treatment of microscopic colitis: systematic review and meta-analysis. Clin Gastroenterol Hepatol 2011;9:881-890.

14. Miehlke S, Madisch A, Bethke B, Stolte M. Time to remission with budesonide in collagenous colitis. Aliment Pharmacol Ther 2005;21:1507-1508.

15. Miehlke S, Madisch A, Voss C, Kuhlisch E, Morgner A, Heymer P, Bästlein E, Wigginghaus B, Bayerdörffer E, Stolte M. Long-term follow-up and predictive factors for clinical relapse in patients with collagenous colitis after induction of remission with budesonide capsules. Aliment Pharmacol Ther 2005;22;1115-9.

16. Miehlke S, Hansen JB, Schwarz F, Kuhlisch E, Morgner A, Madisch A, Teglbjaerg PS, Vieth M, Baretton G, Bonderup O. Predictors for Treatment Response to Budesonide and for Clinical Relapse in Collagenous Colitis. Gastroenterol 2011 (abstract).

17. Olesen M, Eriksson S, Bohr J, Jarnerot G, Tysk C. Lymphocytic colitis: a retrospective clinical study of 199 Swedish patients. Gut 2004;53:536-541.

18. Bohr J, Tysk C, Eriksson S, Abrahamsson H, Järnerot G. Collagenous colitis: a retrospective study of clinical presentation and treatment in 163 patients. Gut 1996;39: 846-851.

19. Calabrese C, Fabbri A, Areni A, Zahlane D, Scialpi C, Di Febo G. Mesalazine with or without cholestyramine in the treatment of microscopic colitis: randomized controlled trial. J Gastroenterol Hepatol 2007;22:809-814.

20. Munck LK, Kjeldsen J, Philipsen E, Fischer Hansen B. Incomplete remission with short-term prednisolone treatment in collagenous colitis: a randomized study. Scand J Gastroenterol 2003;38:606-610.

21. Fine K OF, Lee E, Lafon G, Tanzi M. Randomized, doubl.-blind, placebo-controlled trial of bismuth subsalicylate for microscopic colitis Gastroenterology 1999; 116:A880.

22. Wildt S, Munck LK, Vinter-Jensen L, Hanse BF, Nordgaard-Lassen I, Christensen S, Avnstroem S, Rasmussen SN, Rumessen JJ. Probiotic treatment of collagenous colitis: a randomized, double-blind, placebo-controlled trial with Lactobacillus acidophilus and Bifidobacterium animalis subsp. Lactis. Inflamm Bowel Dis 2006;12:395-401.

23. Madisch A, Miehlke S, Eichele O, Mrwa J, Bethke B, Kuhlisch E, Bastlein E, Wilhelms G, Morgner A, Wigginghaus B, Stolte M. Boswellia serrata extract for the treatment of collagenous colitis. A double-blind, randomized, placebo-controlled, multicenter trial. Int J Colorectal Dis 2007;22:1445-1451.

24. Tromm A, Niewerth U, Khoury M, Bästlein E, Wilhelms G, Schulze J, Stolte M. The probiotic E. coli strain Nissle 1917 for the treatment of collagenous colitis: first results of an open-label trial. Z Gastroenterol 2004;42: 365-369.

25. Pardi DS, Loftus EV, Jr., Tremaine WJ, Sandborn WJ. Treatment of refractory microscopic colitis with azathioprine and 6-mercaptopurine. Gastroenterology 2001; 120:1483-1484.

26. Riddell J, Hillman L, Chiragakis L, Clarke A. Collagenous colitis: oral low-dose methotrexate for patients with difficult symptoms: long-term outcomes. J Gastroenterol Hepatol 2007;22:1589-1593.

27. Esteve M, Mahadevan U, Sainz E, Rodriguez E, Salas A, Fernandez-Banares F. Efficacy of anti-TNF therapies in refractory microscopic colitis. J Crohn's Colitis 2011; 5:612-618.

28. Järnerot G, Tysk C, Bohr J, Eriksson S. Collagenous colitis and fecal stream diversion. Gastroenterology 1995;109:449-455.

29. Münch A, Soderholm JD, Wallon C, Ost A, Olaison G, Strom M. Dynamics of mucosal permeability and inflammation in collagenous colitis before, during, and after loop ileostomy. Gut 2005;54:1126-1128.

30. Miehlke S, Guagnozzi D, Zabana Y, Tontini GE, Fiehn AK, Wildt S, et al. European guidelines on microscopic colitis: United European Gastroenterology (UEG) and European Microscopic Colitis Group (EMCG) statements and recommendations. United European Gastroenterol J. 2021;9:13–37.

31. Tromm A, Schreiner A, Stolte M. Probiotic E. coli strain Nissle 1917 and budesonide in collagenous colitis (unpublished data)

32. Münch A, Bohr J, Miehlke S, Benoni C, Olesen M, Öst Å, Strandberg L, Hellström PM, Hertervig E, Armerding P, Stehlik J, Lindberg G, Björk J, Lapidus A, Löfberg R, Bonderup O, Avnström S, Rössle M, Dilger K, Mueller R, Greinwald R, Tysk C, Ström M; BUC-63 investigators. Low-dose budesonide for maintenance of clinical remission in collagenous colitis: a randomised, placebo-controlled, 12-month trial. Gut 2016;65:47-56.

33. Miehlke S, Madisch A, Kupcinskas L, Petrauskas D, Böhm G, Marks HJ, Neumeyer M, Nathan T, Fernández-Bañares F, Greinwald R, Mohrbacher R, Vieth M, Bonderup OK; BUC-60/COC Study Group. Budesonide is more effective than mesalamine or placebo in short-term treatment of collagenous colitis. Gastroenterology 2014; 146:1222-1230.

34. Reilev M, Hallas J, Thomsen Ernst M, Nielsen GL, Bonderup OK. Long-term oral budesonide treatment and risk of osteoporotic fractures in patients with microscopic colitis. Aliment Pharmacol Ther. 2020;51: 644–651.

Index